Lustvoll lieben

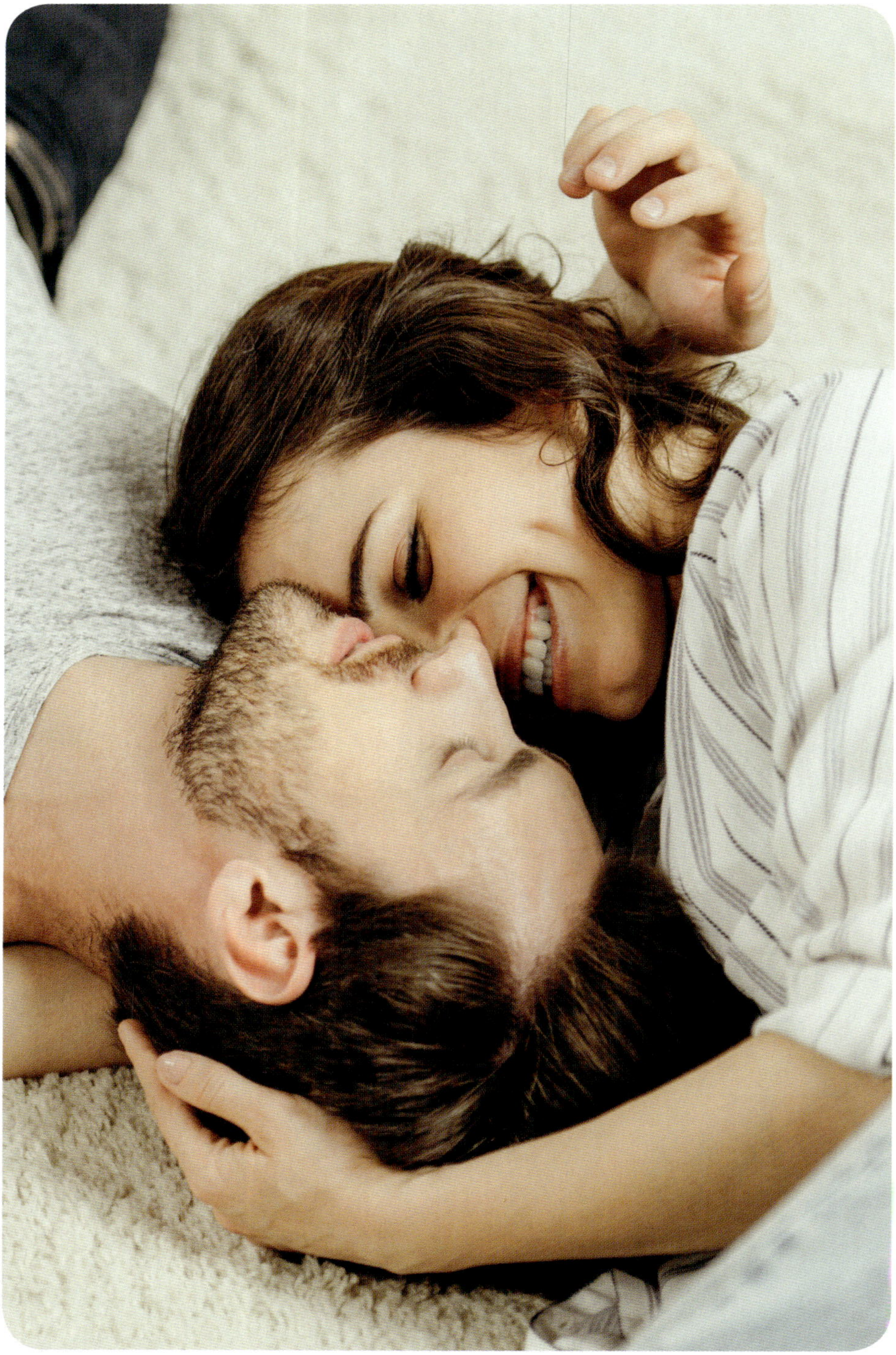

Thomas Künne
Christina Stägert

Lustvoll lieben

Akupressur, Yoga & Co. für neu erlebte Intimität und Lebensfreude

Haben Sie Fragen an Thomas Künne
und Christina Stägert?
Anregungen zum Buch?
Erfahrungen, die Sie mit anderen teilen möchten?

Nutzen Sie unser Internetforum:
www.mankau-verlag.de/forum

mankau

Impressum

Bibliografische Information der Deutschen Nationalbibliothek
Die Deutsche Nationalbibliothek verzeichnet diese Publikation in der Deutschen Nationalbibliografie; detaillierte bibliografische Daten sind im Internet über http://dnb.d-nb.de abrufbar.

Thomas Künne und Christina Stägert
Lustvoll lieben
Akupressur, Yoga & Co. für neu erlebte Intimität und Lebensfreude
ISBN 978-3-86374-452-6
1. Auflage April 2018

Mankau Verlag GmbH
D-82418 Murnau a. Staffelsee
Im Netz: www.mankau-verlag.de
Internetforum: www.mankau-verlag.de/forum

Lektorat: Redaktionsbüro Diana Napolitano, Augsburg
Endkorrektorat: Susanne Langer M.A., Germering
Layout, Gestaltung und DTP: Lydia Kühn, Aix-en-Provence, Frankreich
Bildredaktion: Lydia Kühn
Energ. Beratung: Gerhard Albustin, Raum & Form, Winhöring

Hinweis
S. 121 f.: vermutlich Charlie Chaplin; der Verlag konnte trotz intensiver Recherche den Rechteinhaber nicht ausfindig machen. Für Hinweise sind wir dankbar!
Die meisten im Buch verwendeten Zitate stammen aus *Das große Handbuch der Zitate: 25.000 Aussprüche & Sprichwörter von der Antike bis zur Gegenwart* von Hans-Horst Skupy, Bassermann Verlag (2. Auflage) 2013.

Druck: Westermann Druck
Zwickau GmbH, Zwickau/Sachsen

FSC www.fsc.org MIX Papier aus verantwortungsvollen Quellen FSC® C110508

Hinweis für die Leser/innen:
Die Autoren haben bei der Erstellung dieses Buches Informationen und Ratschläge mit Sorgfalt recherchiert und geprüft, dennoch erfolgen alle Angaben ohne Gewähr. Verlag und Autoren können keinerlei Haftung für etwaige Schäden oder Nachteile übernehmen, die sich aus der praktischen Umsetzung der in diesem Buch vorgestellten Anwendungen ergeben.
Bitte suchen Sie bei Erkrankungen einen erfahrenen Arzt oder Heilpraktiker auf.

Inhalt

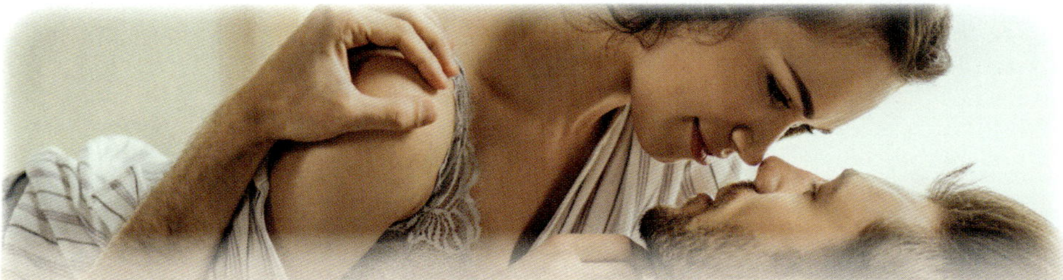

EINSTIMMUNG

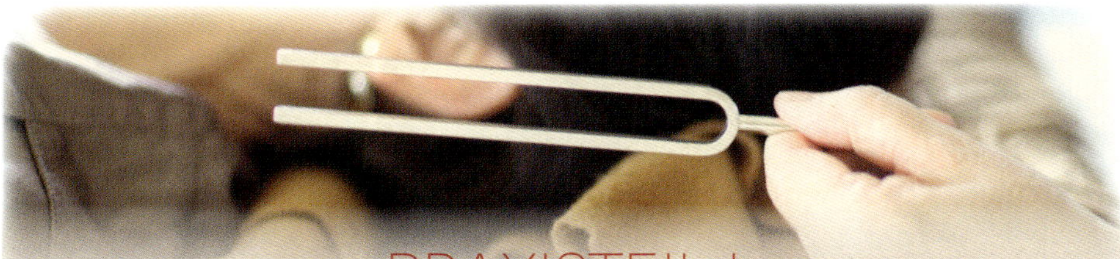

PRAXISTEIL I

Meridianbasierte Methoden – Stimulierung der Lustpunkte

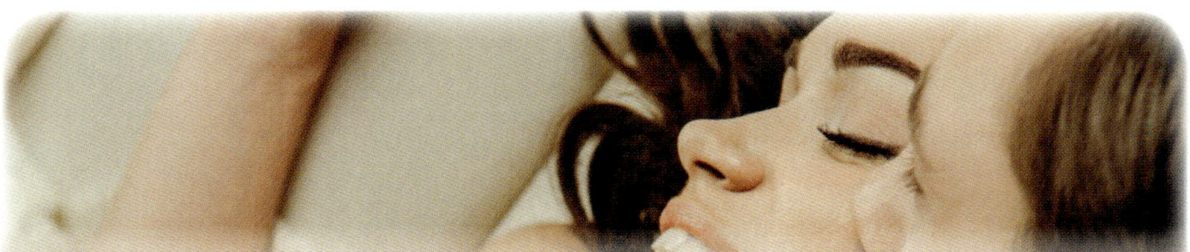

PRAXISTEIL II

Ergänzende liebevolle Anwendungen

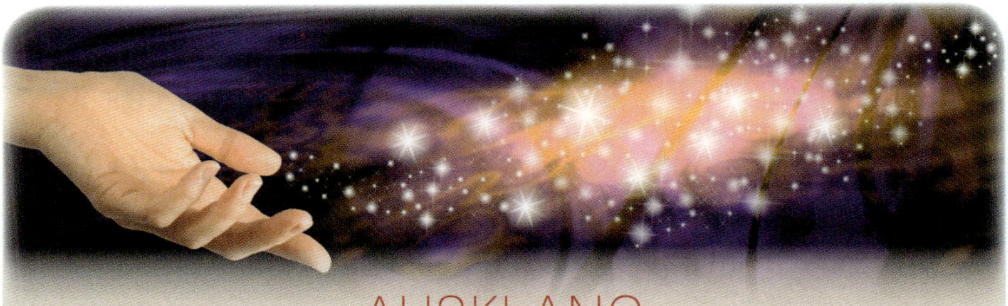

AUSKLANG

Vorwort

Unser modernes Leben ist stressig und fordernd, da braucht es Inseln der Regeneration. Das finden zumindest wir, die Autoren dieses Buches, Christina Stägert, Master of Conscious Medicine, und Thomas Künne, Schwingungstherapeut und Berater der psychosomatischen Medizin. Denn erst wenn wir über genügend innere Kraftquellen verfügen, können wir die äußeren Anforderungen unserer Leistungsgesellschaft erfüllen, ohne Schaden an Leib und Seele zu nehmen.

Ein ausgeglichenes und vitalisierendes Liebesleben erweist sich dabei als sprudelnder Energiespender, in liebevollen Beziehungen (auch zu uns selbst) können und dürfen wir uns fallen lassen, wir lassen den (zum Teil erdrückenden) Ballast des Alltags einfach los. Jeder weiß tief in seinem Herzen, wie ihn Liebe fliegen lässt, ja, schon jede liebevolle Berührung oder ein Lächeln bringt uns Freude und sorgt für positive Stimmung, die den ganzen Tag anhalten kann. Doch wie können wir in den Genuss liebevoller Zuwendung gelangen? In welchen Methoden und »Werkzeugen« finden wir den Schlüssel zu erfüllender Liebesenergie?

Dazu möchten wir Ihren Fokus zunächst auf Ihre Eigenwahrnehmung lenken, wir stellen Ihnen Fragen, die direkt zu Ihren Visionen und Wünschen führen. Die im weiteren Verlauf vorgestellten Methoden und die Stimulierung der erogenen Zonen und Lustpunkte lenken Ihre Wahrnehmung und Empfindung fast magisch hinein in den Zauberwald der liebevollen Zuwendung, als direkte Verbindung zwischen innen und außen, zwischen uns und der Welt.

Aus eigener Erfahrung wissen wir, wie wohltuend jede Methode, ja, jeder einzelne Lustpunkt uns ins ansteckende Feld der liebevollen und achtsamen Zuwendung führen kann. Wir können dabei nur gewinnen, denn der liebevollere Umgang mit uns selbst führt zu mehr Harmonie, Frieden und Zuwendung im Außen. Nichts anderes besagt das Gesetz der

Resonanz: Wir können im Außen nur ernten, was im Innen gewachsen ist.

Es gilt: Wir können keine Liebe im Außen erwarten, wenn wir lieblos mit uns selbst umgehen. Im Gegenteil: Wir erfahren dieselbe Ablehnung, die wir uns zufügen.

Wir schließen dieses Buch mit dem Zitat des 70-jährigen Charlie Chaplin. An den Anfang aber möchten wir folgende Unterredung zwischen Mutter und Tochter stellen:

»Mama, was ist eigentlich wichtiger? Lieben oder geliebt werden?«

»Welchen Flügel braucht ein Vogel zum Fliegen? Den linken oder den rechten?«, antwortet die Mutter.

Ihre
Christina Stägert
Thomas Künne

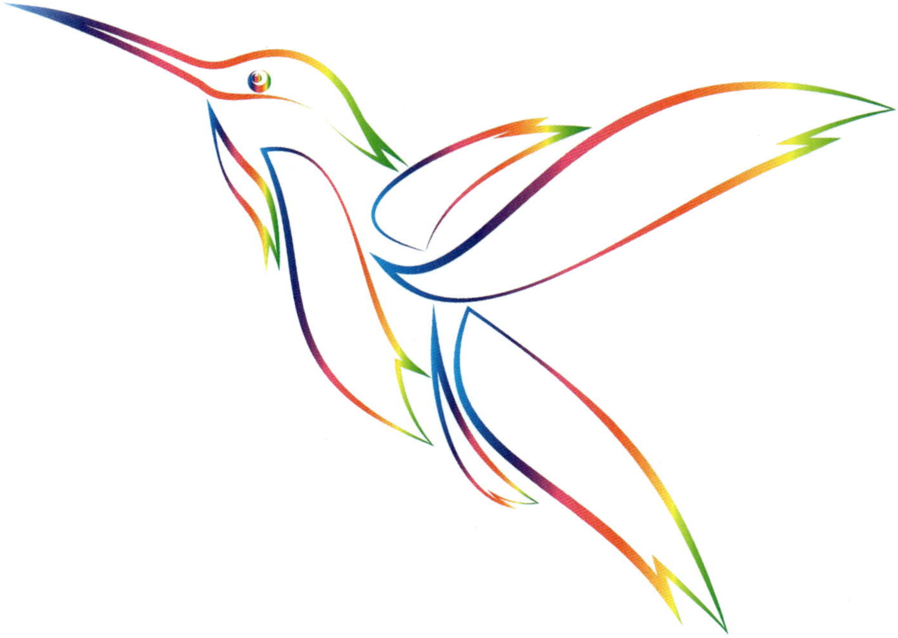

Es ist nie zu spät für die Liebe,
beginnen wir jetzt damit.
Verlassen wir den grauen Alltag,
und tauchen wir ein in die vielfältig
bunte Welt der Lust und Liebe.
Machen wir »Lebe – liebe – lache«
zu unserem (neuen) Motto, welches
uns herzlich durch den Tag trägt.

EINSTIMMUNG

»Alles, was wir für uns selbst tun, tun wir auch für andere.
Und alles, was wir für andere tun, tun wir auch für uns selbst.«

Thich Nhat Hanh – Buddhistischer Mönch und Lyriker

Vorspiel – vom Sinn der Sinnlichkeit

»Lustvoll lieben« möchte Ihr Impulsgeber in Sachen Lust(-gewinn) sein, ein praktischer Ratgeber für alle,

- die sich nach fließender Lebensenergie, sinnlicher und erfüllender Liebe sehnen.
- die ihr Leben und ihre Lebensfreude (wieder) in Fluss bringen möchten.
- die »frischen Wind« in ihre sinnlichen Erfahrungen pusten wollen.
- die ihren eigenen Weg gehen wollen, frei nach dem Motto: »Jetzt helfe ich mir selbst!«
- die daran glauben, dass wahre Liebe im Innen beginnt, bevor sie im Außen auf Resonanz stoßen kann.
- die ihr sexuelles Erwachen sanft und nachhaltig begleiten wollen.
- die das Natürliche dem Künstlichen vorziehen.
- mit Partnerschaft (Mann-Frau, Frau-Frau, Mann-Mann).
- ohne Partnerschaft, die mit einer glücklichen »Partnerschaft« zu sich selbst beginnen wollen.
- die sich gelegentlich einen Impuls von außen wünschen, um (innerlich) wieder selbst aktiv zu werden.
- die offen sind für »Neues« und nicht nur in Schubladen denken.
- die nicht nur von Ganzheitlichkeit sprechen, sondern diese auch selbst praktizieren und leben (wollen).
- die darauf achten wollen, was ihnen Lust verschafft und was nicht.
- die die positive Kraft von Vitalität, Lebensenergie, Libido und Ekstase zu einem freudigen Anteil ihres gelungenen Lebens machen möchten.
- die am eigenen Leib erfahren wollen, welche Wonne aus der Liebesenergie fließen kann.

»Glück ist Liebe, nichts anderes. Wer lieben kann, ist glücklich.« *Hermann Hesse*

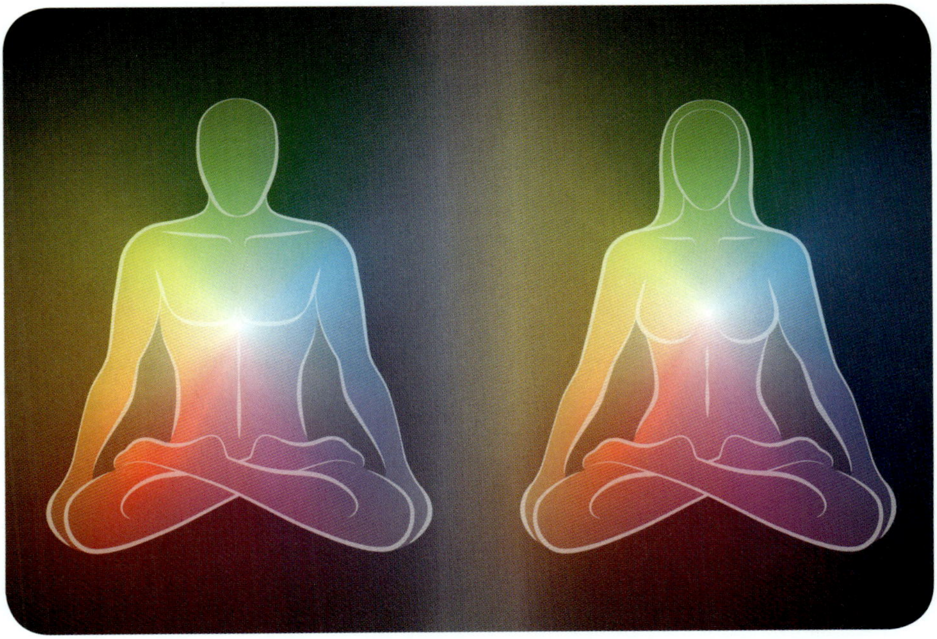

Das Energiefeld der Liebe

Dieses Buch steckt voller praktischer Tipps, hilfreicher Erklärungen und begleitet Sie ganzheitlich dabei, Ihre gesamte Lebensenergie in Einklang zu versetzen. Auch lindert das zarte Berühren bestimmter Zonen und Punkte des Körpers Verstimmungen und Schmerzen, wirkt heilsam und fördert die Entspannung, stärkt das Vertrauen zu sich selbst (und/oder zu seinem Partner).

Wir widmen uns somit der Steigerung Ihrer gesamten Vitalität im Innen und Außen und zeigen, welche entscheidende Rolle die Lust (am Leben generell und die Lust an Sexualität im Besonderen) spielt.

Wir möchten Ihnen dabei helfen, Ihr menschliches Energiefeld in den blockadefreien Zustand zu versetzen, der lustvollen Genuss erst ermöglicht. Dabei zeigen wir Ihnen verschiedene Methoden auf, dem Sprichwort gemäß: »Viele Wege führen nach Rom!«

Wir möchten Sie darauf hinweisen, dass es insbesondere durch die gleichzeitige Anwendung verschiedener Verfahren zu einem sogenannten Potenzierungseffekt kommen kann, der bewirkt, dass sich das Energiefeld der Lust schneller und nachhaltiger aufbaut. Es zeigt sich, dass die aufgeführten Methoden vor allem in Kombination ihre herausragende Wirkung am deutlichsten entfalten. Darüber hinaus wandelt sich Ihre sexuelle Energie: Wirkliche Nähe und Intimität (auch sich selbst gegenüber) entsteht und spirituelle Heilung beginnt. Diese Techniken wollen wir Ihnen zunächst kurz und prägnant vorstellen, damit Sie diese im praktischen Teil sogleich wirkungsvoll anwenden können.

Eines ist allen Techniken aus Ost und West gemeinsam: Sie vermitteln lebensbejahende Impulse, die Menschen auf friedliche, freudvolle und direkte Art und Weise zusammenführen. Diese Impulse tragen Namen wie Glückseligkeit, Respekt und Achtung, Intimität, Freude, Freiheit, Wahrhaftigkeit oder auch (bedingungslose) Liebe. Sie sind sozusagen die Früchte, die wir im Garten wahrhaftiger Lust ernten dürfen. Und wie bei jeder Ernte, die gelingen soll, müssen wir zunächst den Nährboden bearbeiten, säen und das aufkeimende Leben hegen und pflegen. Der Volksmund sagt: »Von nichts kommt nichts!« Bisweilen ist mit klimatischen Widerständen zu rechnen, auch müssen Schädlinge bekämpft werden, um die Ernte nicht zu gefährden. Von solchen Schädlingen der Lust handelt unser nächstes Kapitel.

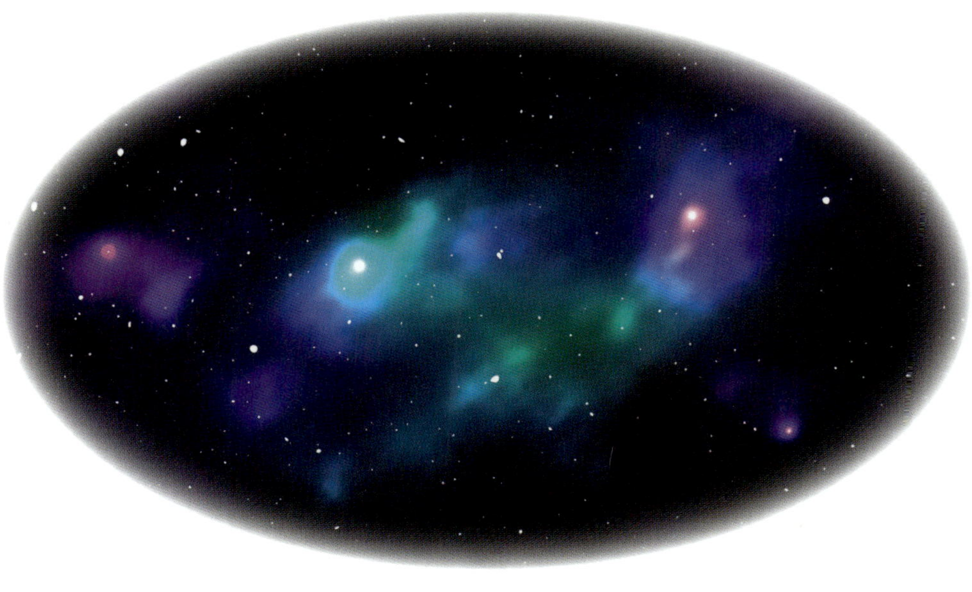

Glaubenssätze – unsere mentale Lustblockade

Wir können in diesem Ratgeber die wirkungsvollsten Tipps zur Luststeigerung lesen und doch daran scheitern, diese selbst zu genießen. Grund dafür sind oft gelernte Glaubenssätze, die uns hindern. Stellen Sie sich vor, Sie wollen vor Lust abheben und zu neuen Ufern fliegen, aber der Pilot (Ihr Kopf) weigert sich, die Maschine zu starten. Dann wird das nix!

Zurück bleibt das unbefriedigende Gefühl von »Gas geben und gleichzeitig bremsen«, ein Zustand, der früher oder später beim Motor zu Schäden führen wird. Nun ist der Mensch natürlich keine Maschine, und doch führt dieses Hin und Her von Kopf und Bauch, Verstand und (Lust-)Gefühl auch hier zu Stagnation und Blockaden, wir reiben uns auf zwischen fließendem Loslassen und starrem Widerstand. Unterschätzen Sie diese inneren Sperren der einschränkenden Glaubenssätze und kulturellen Tabus nicht. Sie wirken oft unbewusst, sorgen für Anspannung und Verkrampfung statt Lockerung und Loslassen.

Wir haben im Folgenden typische Überzeugungen für Sie zusammengetragen, die lustvolles Erleben lähmen oder sogar im Keim ersticken können. Um diese nicht zu negativ erscheinen zu lassen, haben wir sie ins Positive gewandelt, der Inhalt bleibt derselbe.

Persönliche Checkliste zur mentalen Lustblockade

In dieser Checkliste können Sie sich selbst »überprüfen«. Machen Sie Ihr Kreuz an der Stelle, die Sie im Augenblick als zutreffend erachten (dabei gilt: 1 = trifft am wenigsten zu, 10 = trifft am meisten zu). Hand aufs Herz, hier sind acht markante Glaubenssätze:

Bitte addieren Sie Ihre persönlichen Punktzahlen zu einer Gesamtsumme.

1 2 3 4 5 6 7 8 9 10

1. Ich erlaube mir meine eigene lustvolle Identität.

1 2 3 4 5 6 7 8 9 10

2. Ich kann mich gut leiden, ja, ich liebe mich selbst.

1 2 3 4 5 6 7 8 9 10

3. Lust und Sex sind nichts Schmutziges.

1 2 3 4 5 6 7 8 9 10

4. Ab einem gewissen Alter wird Sex immer freier.

1 2 3 4 5 6 7 8 9 10

5. Selbstbefriedigung ist keine Sünde.

1 2 3 4 5 6 7 8 9 10

6. Sex und Lust dienen nicht nur der Fortpflanzung.

1 2 3 4 5 6 7 8 9 10

7. Sex ohne Liebe kann auch sehr lustvoll sein.

1 2 3 4 5 6 7 8 9 10

8. Sexualität und Spiritualität passen gut zusammen.

Meine Gesamtpunktzahl

Zur Einschätzung Ihres Ergebnisses möchten wir Ihnen folgende Deutungshilfe anbieten:

Total 8–30 Punkte

Herzlichen Glückwunsch, denn »ehrlich währt am längsten«. Und es ist der Beginn einer bewussten Transformation derjenigen Glaubenssätze, die Sie hemmen, erniedrigen und Ihnen ständig ein schlechtes Gewissen suggerieren wollen. Wundern Sie sich daher nicht, wenn diese bei Ihrer luststeigernden Anwendung im Praxisteil dieses Buches immer wieder echoartig auftauchen. Irgendwann können Sie diese mit den Worten begrüßen: »Seid ihr auch schon wieder da? Wisst ihr was? Ich brauche euch nicht mehr, denn ich habe mich für ein freudvolles und lustvolles Leben entschieden, das ist weitaus gesünder für mich und macht mich glücklich!«

Auf dem Weg dorthin hilft es Ihnen, wenn Sie aufsteigende negative Glaubenssätze mit positiven Affirmationen schwächen und schließlich unschädlich machen.

Hierzu als Beispiel obiger Glaubenssatz Nr. 2, nun negativ formuliert:

»Ich kann mich nicht leiden, ja, ich hasse mich!«

Ihre positive Affirmation hierzu könnte zum Beispiel lauten:

»Es ist mein fester Wunsch und meine ehrliche Absicht, mich so zu lieben, wie ich bin, und nicht, wie andere Menschen oder Institutionen möchten, dass ich bin!«

Wir wollen Ihnen ans Herz legen, selbst alle Ihre erniedrigenden Glaubenssätze in Ihren eigenen Worten ins Positive umzuwandeln. Nehmen Sie sich die Zeit, diese zu Papier zu bringen, es lohnt sich!

Total 31–60 Punkte

Sie befinden sich bereits auf einem guten Weg, erkennen die (neue) Richtung schon schemenhaft, wissen jedoch bereits, dass Sie einiges verändern sollten, um sich dem Genuss der Liebe Schritt für Schritt motiviert und neugierig weiter zu nähern. Nutzen Sie die Impulse dieses Buches, um Ihren ganz persönlichen Weg weiter beschreiten zu können. Nun liegt es an Ihnen, Neues auszuprobieren und in Ihren liebevollen »Alltag« zu integrieren und auszuweiten.

Total 61–80 Punkte

Gratulation, Sie können das Licht der Lust am Horizont schon deutlich erkennen! Ja, da gibt es bereits immer mehr Tage, an denen die dunklen Wolken verschwinden und vitale Lebensfreude in jede Region Ihres Körpers frei fließen darf. Zieht gelegentlich eine »Schlechtwetterfront« an lähmenden Glaubenssätzen auf, dann machen Sie sich ebenfalls die zuvor beschriebene Technik der positiven Affirmation zunutze, wie zum Beispiel: »Ich erlaube mir meine eigene lustvolle Identität« oder »Lust und Sex sind nichts Schmutziges, vielmehr sind sie ein lebensbejahender Bestandteil meines Daseins«.

Wie auch immer Ihr Ergebnis lautet: Bitte setzen Sie sich nicht unter Druck, sondern nehmen Sie die Punktzahl als Anreiz auf Ihrem Weg hin zu einem liebevollen Umgang mit sich selbst.

Noch ein Tipp zur optimalen Verwendung dieses Ratgebers

Sie können zunächst dieses Buch von vorn bis hinten lesen und studieren. Das brauchen Sie aber nicht zwingend, um Ihren persönlichen Nutzen daraus zu ziehen. Wir haben es so konzipiert, dass Sie Schritt für Schritt zu einer lustvolleren Beziehung zu sich selbst und/oder zum Partner gelangen können. Oder: Sie naschen in den einzelnen Kapiteln wie von einem schmackhaften Buffet voller Köstlichkeiten und stellen sich Ihr eigenes Lieblingsgericht zusammen. Wir wünschen guten Appetit!

Ein Weg entsteht, wenn man ihn geht.
Unbekannt

Lust oder Unlust – Eigenverantwortung übernehmen

Wir schreiben das Buch für alle, die ausprobieren wollen, was wirklich geschehen kann, wenn sie sich selbst und anderen leicht und lustvoll in einer Welt erweiterter sinnlicher Wahrnehmung begegnen. Die Kernfrage lautet dabei: Wie können wir diesen beglückenden Zustand erreichen? Wir geben Ihnen Impulse, vergessen geglaubte Energiefelder wieder zu entdecken, zu erweitern oder gar auszudehnen.

Beginnen wir gemeinsam mit wichtigen Erkenntnissen im Vorverständnis: Wir wissen, dass alles in diesem Kosmos in Polarität existiert: Entstehen und Vergehen, Tag und Nacht, Yin und Yang, Schwarz und Weiß, Liebe und Hass – um nur einige wenige zu nennen. Wirkliche Harmonie entsteht erst durch die Vereinigung und Integration von Gegensätzen. Das ist das ewige Spiel des Lebens. So besteht neben Lust im Rahmen dieser Polarität auch die Unlust. Nun sind Lust und Unlust im Rahmen einer bewussten Lebensführung aber keine feststehenden und unveränderlichen Gegebenheiten. Wir können unser Leben selbst mitgestalten. Denn es gilt: Du bist für dein Leben selbst verantwortlich.

Hierzu folgende Geschichte:

Ein alter Indianer saß mit seinem Enkelsohn am Lagerfeuer. Es war schon dunkel geworden, und das Feuer knackte, während die Flammen in den Himmel züngelten.

Der Alte sagte nach einer Weile des Schweigens: »Weißt du, wie ich mich manchmal fühle? Es ist, als ob da zwei Wölfe in meinem Herzen miteinander kämpfen würden. Einer der beiden ist rachsüchtig, aggressiv und grausam. Der andere hingegen ist liebevoll, sanft und mitfühlend.«

»Welcher der beiden wird den Kampf um dein Herz gewinnen?«, fragte der Junge.

»Der Wolf, den ich füttere«, antwortete der Alte.

Schwingungsfelder unseres Lebens

Wie »füttern« wir? Nun, zum einen, indem wir unbewusst negative Schwingungen in uns aufnehmen (bis das Maß voll ist). Zum anderen durch das Milieu, in welchem wir unser Lebensfeld aufgebaut haben. Der heutige Stand der biologischen Wissenschaft (Epigenetik) belegt ganz eindeutig, dass wir nicht Opfer unserer Gene sind, sondern in jedem Augenblick unseres Lebens selbst entscheiden können, welche Information wir in diese Bausteine des Lebens hineingeben. Kurz und prägnant ausgedrückt: Leben wir in einem krank machenden Umfeld, werden wir im Lauf der Zeit auch krank; besteht unser Umfeld aus Freude und Leichtigkeit, so wird sich dies positiv auf unser Wohlbefinden auswirken.

Welche Erkenntnisse verbergen sich in dieser faszinierenden Feststellung? Einerseits brauchen wir uns nicht mehr auf die Opferhaltung zurückziehen, nach dem Motto: Es war schon immer so! Andererseits liegt darin die große Chance, selbst Schöpfer unseres Wohlbefindens, unserer Gesundheit und unserer Lebensfreude in Leichtigkeit zu werden. Hiermit ist übrigens nicht nur die sexuelle Lust gemeint, vielmehr die Lust am Leben, die Vitalität, die Lebensfreude im Allgemeinen.

Lebensfreude verstehen wir hier als ein Gefühl, das wir selbst in uns erzeugen. Äußere Einflüsse sind nicht von primärer Bedeutung, sondern unsere *innere* Seelenlandschaft prägt unsere Sichtweise auf die Verhältnisse entscheidend. Wir sollten dabei immer im Auge behalten, dass gesteigerte Vitalität den gesunden Fluss unseres Lebens anregt und begleitet.

Wir wissen nicht zuletzt von der Traditionellen Chinesischen Medizin (TCM), was ein stimmiger Energiefluss bedeutet. Hier gibt es »nur« den stimmigen Fluss von Lebensenergie, von Chi, der im Zustand der Gesundheit weder ein Zuviel noch ein Zuwenig ausweist, sondern ein harmonisches Gleichgewicht. Sie lehrt uns weiterhin, dass die Lebensenergie Chi die Grundlage jeglicher Substanz und allen Lebens bildet. Bei den Indern heißt diese Energie »Prana«, bei Paracelsus »Archäus« und bei Wilhelm Reich »Orgon«. Sinngemäß formulieren alle dasselbe: Je mehr ein Mensch von Lebenskraft durchströmt ist, desto besser geht es ihm, umso lebendiger und wacher fühlt er sich.

Warum ist dies so? Leben ist Bewegung, und Stillstand ist der Tod. Aus eigener Erfahrung spürt jeder von uns, dass es uns besser geht, je mehr wir von dieser Lebensenergie durchströmt und getragen sind. Diese Lebenskraft zirkuliert im Menschen unter anderem in energetischen Leitbahnen, auch Meridiane genannt. Auf allen Meridianen sitzen Punkte, über die sich die jeweilige Energie steuern, erhöhen und beeinflussen lässt. Diese Meridianpunkte sind seit Jahrtausenden bekannt, erforscht und auf ihre Wirksamkeit hin überprüft. Sowohl Akupunktur, Akupressur oder auch die Phonophorese (Stimmgabeltherapie) machen sich diese zu eigen. Und auch die in diesem Buch vorgeschlagenen Lustpunkte können als Grundlage, als Inspiration und Impulsgeber verstanden werden. Sie erweisen sich dadurch als Zugangspunkte und »Erfüllungsgehilfen« zu unserer Vitalität und Lust am Leben.

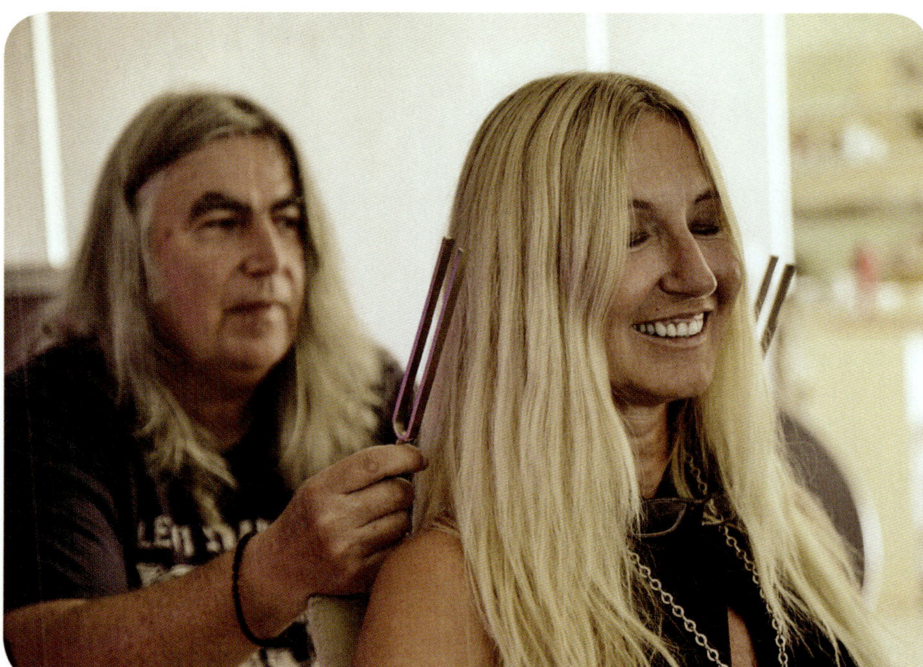

Ambiente – Umgebung, die Vertrauen schafft

»Liebe ist nicht das, was man erwartet zu bekommen, sondern das, was man bereit ist zu geben.«
Katharine Hepburn

Sinnlichkeit beginnt zuerst bei der stimmigen Umgebung, in der Sie sich wohl und geborgen fühlen – so gelingt gegenseitiges Vertrauen. Dabei ist das äußere Ambiente genauso wichtig wie eine stressfreie, ruhige innere Einstellung. Beides erleichtert den Zugang zu unserer Libido, ja, sie ermöglicht ihn erst. Stressgeplagte Menschen neigen nicht nur im Alltag zu Oberflächlichkeit, sondern können (intimen) Tiefgang gar nicht mehr zulassen, denn: Stress ist ein Lustkiller.

Der Raum

Ein besonderer (Liebes-)Platz darf es sein, an dem Sie ungestört und frei sind. Vermeiden Sie Störquellen wie Telefon, Handy, TV, lärmende Kinder oder sonstige Ablenkungsmöglichkeiten, denn das sind die natürlichen Voraussetzungen für Wohlbefinden, Nähe und Intimität. Zudem spielen auch die Einrichtung und die Accessoires eine gewisse Rolle, um sich wirklich fallen lassen zu können. Sorgen Sie unter anderem für angenehme Wärme, denn Kälte schmälert das wohltuende sinnliche Empfinden. Es macht durchaus Sinn, Kissen und Decken bereitzulegen. Was im ersten Moment wie eine Anweisung für »Handwerker« erscheint, wird durch aktives Tun zu einer lebendigen Spielwiese für Liebe und Lust zur Erfüllung Ihrer Wünsche.

Bringen Sie Abwechslung ins Spiel, indem Sie Ihr Liebesnest von Zeit zu Zeit wechseln.

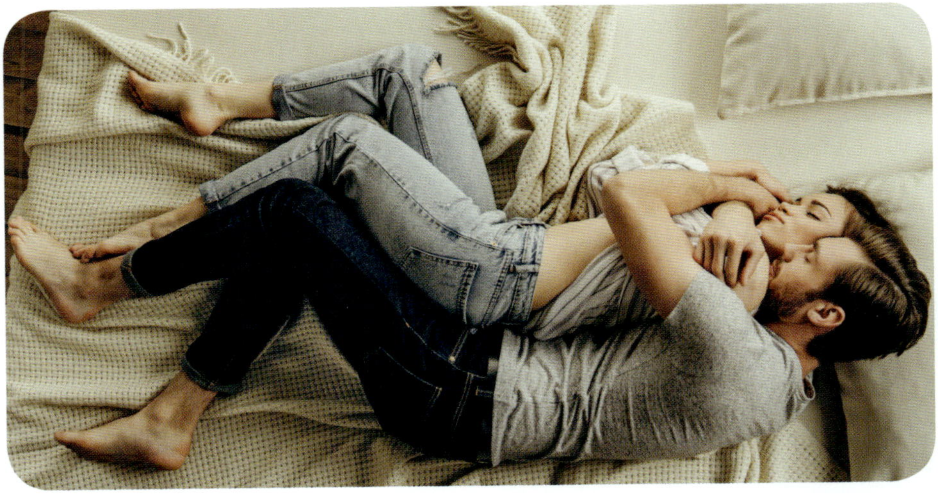

Tiefenatmung für Sie und Ihren Partner

Gestalten Sie diese Atemübung, während Sie sich in der sogenannten »Löffelchenstellung« (einer hinter dem anderen) aneinanderschmiegen, die Köpfe ruhen auf einem Kissen. Der hinten liegende Partner legt nun dem anderen einen Arm unter den Nacken und die Hand auf das Brustbein. Die andere Hand ruht bequem auf dem Unterbauch. Schließen Sie nun die Augen, wobei sich Ihre Füße oder Knöchel mit denen des Partners berühren sollten, um eine Einheit zu bilden und den Körperkreis zu schließen.

Achten Sie während des gemeinsamen tiefen Atmens auf alles, was Sie nun in Ihrem Körper spüren. Lassen Sie alle Sorgen und Ängste los. Konzentrieren Sie sich bewusst auf den gegenwärtigen Augenblick und den einheitlichen Atem. Überlassen Sie sich immer dem fließenden Strom des Atems, ob Sie nun einschlummern oder in sexuelle Erregung kommen.

Teilen Sie dem Partner Ihre Empfindungen mit, und lassen Sie ihn damit an Ihrem Gefühlsleben teilhaben. Zum Beispiel: »Wenn ich dich so atmen höre, beflügelt das meine Lust.«

Kommunikation – öffnende Resonanz mit und ohne Worte

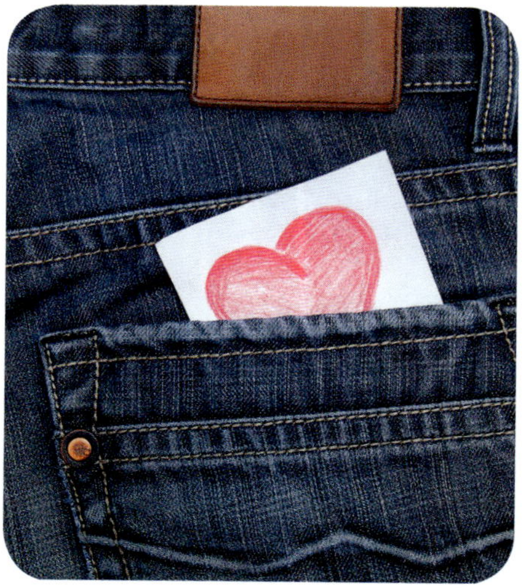

Eine liebevolle Kommunikation ist genauso wichtig wie das Ambiente oder die Atmung. Es ist dabei unerheblich, ob der Austausch verbal (also mit Worten) oder nonverbal (ohne Worte) stattfindet. Sie schaffen dadurch einen achtsamen und wertschätzenden Umgang mit dem Partner. Vertrauen und gegenseitige Nähe dürfen entstehen, Blockaden können sich lösen. Lassen Sie einfach folgende Beispielsätze auf sich wirken:

»Schatz, ich freue mich schon den ganzen Tag auf dich.«
»Liebes, ich habe so große Sehnsucht nach dir, komm in meine Arme.«
»Liebling, ich möchte zärtlich mit dir sein.«

Oder: Sie kommen spätabends nach Hause und finden folgende Nachricht auf dem Küchentisch:
»Süßer, ich warte im Schlafzimmer auf dich.«

Ab und an können Sie sich auch konkreter ausdrücken:
»Ich möchte dich spüren.«
»Schau mir in die Augen, Kleines.«

Ermutigen Sie Ihren Partner, seine Wünsche auszusprechen, und denken Sie auch daran, Ihre eigenen Vorstellungen zu benennen. Im gegenseitigen Nehmen und Geben können sich nun bislang ungeöffnete Sphären auftun.

Persönliche Checklisten – Wunsch und Wirklichkeit

Um Ihnen den Zugang zu Ihren Vorlieben zu erleichtern, haben wir für Sie praktische Checklisten konzipiert. Nehmen Sie sich nun Zeit, um Klarheit über Ihre eigenen Wünsche zu erhalten. Es lohnt sich!

Sie werden schnell merken, dass es einen Unterschied zwischen Ihren Wünschen, Fantasien und Vorstellungen zu der Realität Ihres tatsächlichen Liebeslebens geben kann. Und diese Erkenntnis, auch wenn Sie im ersten Moment eventuell unangenehm ist, öffnet doch Ihr Bewusstsein für Schritte und Umsetzungen zu Ihrer Lust, Ihrer erfüllenden Sexualität und Ihrer überschäumenden Lebensfreude. Somit können diese Wunsch- und Checklisten Brücken bauen zwischen einem Status quo (Realität) und Ihrer lustvollen Zukunft! Wie kann das gelingen?

Beantworten Sie zunächst VOR der Bearbeitung der Checklisten die vorausgehende Frage, wie wichtig Ihnen dieser jeweilige Bereich ist (1 = überhaupt nicht wichtig, 10 = absolut wichtig). Vielleicht sind Sie über diese Selbsteinschätzung an dieser Stelle erstaunt, doch nur so können Sie sich der Diskrepanz zwischen Wunsch und Wirklichkeit bewusst werden. Unsere Erfahrung zeigt, dass wir uns sehr schnell selbst belügen, indem wir zu hastig ohne eine gedankliche Überprüfung unserer tatsächlichen Lebens- und Liebessituation mit der Auswertung der nachfolgenden Checkliste beginnen.

Die konkrete Vorgehensweise

Beschäftigen Sie sich zunächst nur mit der Überschrift der jeweiligen Frage, zum Beispiel Frage 1: »Wie wichtig ist für mich das Vorspiel?« Erfühlen Sie nun Ihren tatsächlichen Ist-Zustand, und benennen Sie diesen mit einer Ziffer zwischen 1 und 10 (1 = überhaupt nicht wichtig, 10 = absolut wichtig).

Nun beginnen Sie mit der eigentlichen Checkliste und bewerten die anschließenden drei Aussagen zu Frage 1. Addieren Sie nun die Zahlen Ihrer Antworten zusammen, und teilen Sie die Summe durch drei. Nun vergleichen Sie diese Zahl mit Ihrer Selbsteinschätzung (Realität), die Sie ganz am Anfang vorgenommen haben. Liegen Wunsch und Wirklichkeit sehr dicht beieinander, dann kennen Sie sich bereits sehr gut. Weichen Wunsch und Wirklichkeit jedoch mehr als zwei Punkte darunter oder darüber ab, können Sie darin einen wertvollen Ansatzpunkt zur Veränderung erkennen. Nehmen Sie Ihr persönliches Ergebnis als Impuls, und setzen Sie sich bitte nicht unter Druck. Die vorgeschlagen Checklisten mögen lediglich zur individuellen Orientierungshilfe dienen.

1. Wunsch und Wirklichkeit: Vorspiel

Wie wichtig ist für mich das Vorspiel?

1 2 3 4 5 6 7 8 9 10

Ich sehne mich nach einem kuscheligen und liebevollen Vorspiel.

1 2 3 4 5 6 7 8 9 10

Ich liebe ein ausgedehntes Vorspiel voller Streicheleinheiten.

1 2 3 4 5 6 7 8 9 10

Ein sinnliches Vorspiel ist für mich mit das Schönste am Sex.

2. Wunsch und Wirklichkeit: Ambiente

Wie wichtig ist für mich ein stimmiges Ambiente ?

1 2 3 4 5 6 7 8 9 10

Ich wünsche mir angenehme Nestwärme zum Fallenlassen.

1 2 3 4 5 6 7 8 9 10

Ich wünsche mir ein vertrauenerweckendes Ambiente.

1 2 3 4 5 6 7 8 9 10

Für mich ist die Auswahl eines störungsfreien Ambientes wichtig.

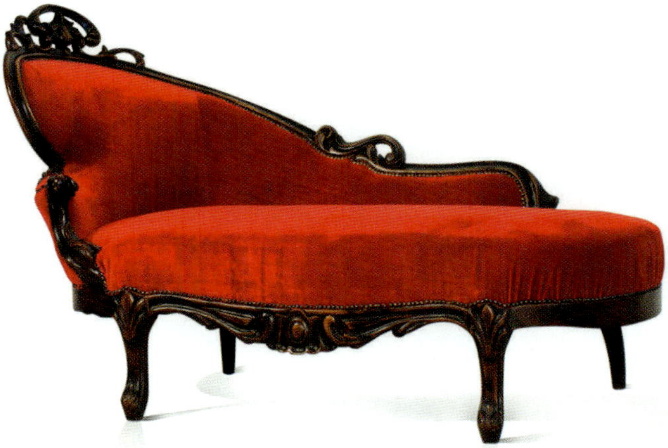

3. Wunsch und Wirklichkeit: sexuelle Lust

Wie ausgeprägt ist meine sexuelle Lust?

1 2 3 4 5 6 7 8 9 10

Ich möchte Leidenschaft und Lust spüren.

1 2 3 4 5 6 7 8 9 10

Ich kann meine wilden erotischen Fantasien ausleben.

1 2 3 4 5 6 7 8 9 10

Lust ist mir weitaus vertrauter als Unlust.

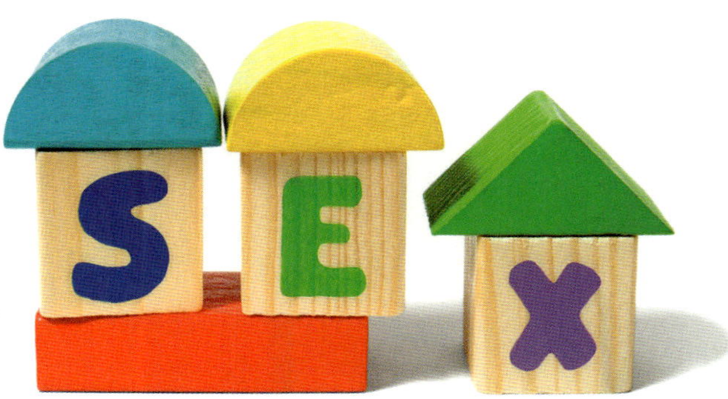

4. Wunsch und Wirklichkeit: Verführung

Wie wichtig ist es für mich, verführt zu werden?

1 2 3 4 5 6 7 8 9 10

Ich möchte verführt und verwöhnt werden.

1 2 3 4 5 6 7 8 9 10

Ich möchte nicht den ersten Schritt tun.

1 2 3 4 5 6 7 8 9 10

Ich mag das klassische Rollenverhalten.

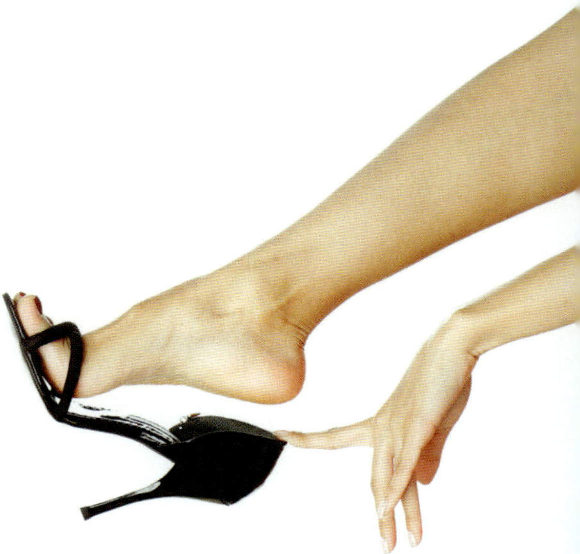

5. Wunsch und Wirklichkeit: Höhepunkt

Der Höhepunkt ist für mich wichtig!

1 2 3 4 5 6 7 8 9 10

Erfüllendes Liebesglück ist mir wichtiger als ein Höhepunkt.

1 2 3 4 5 6 7 8 9 10

Ohne Orgasmus fehlt mir etwas.

1 2 3 4 5 6 7 8 9 10

Mein Motto lautet NICHT: »mal mit, mal ohne«.

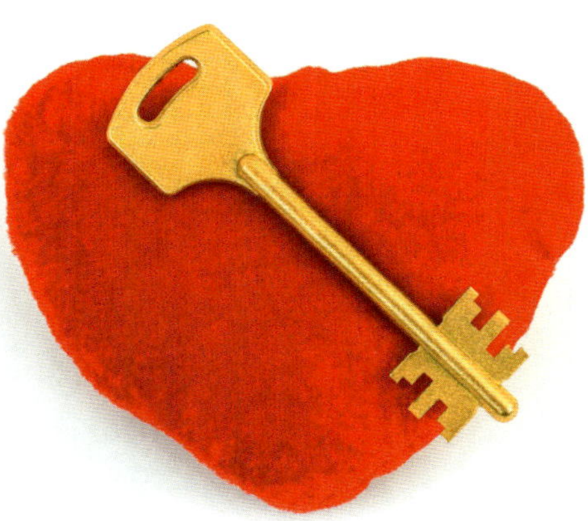

6. Wunsch und Wirklichkeit: Abwechslung

Wie wichtig ist für mich Abwechslung im Liebesspiel?

1 2 3 4 5 6 7 8 9 10

Ich finde: Erlaubt ist alles, solange es Spaß macht.

1 2 3 4 5 6 7 8 9 10

Ich bin bereit für Neues und Unbekanntes.

1 2 3 4 5 6 7 8 9 10

Ich bin bereit für einen kreativen Ablauf.

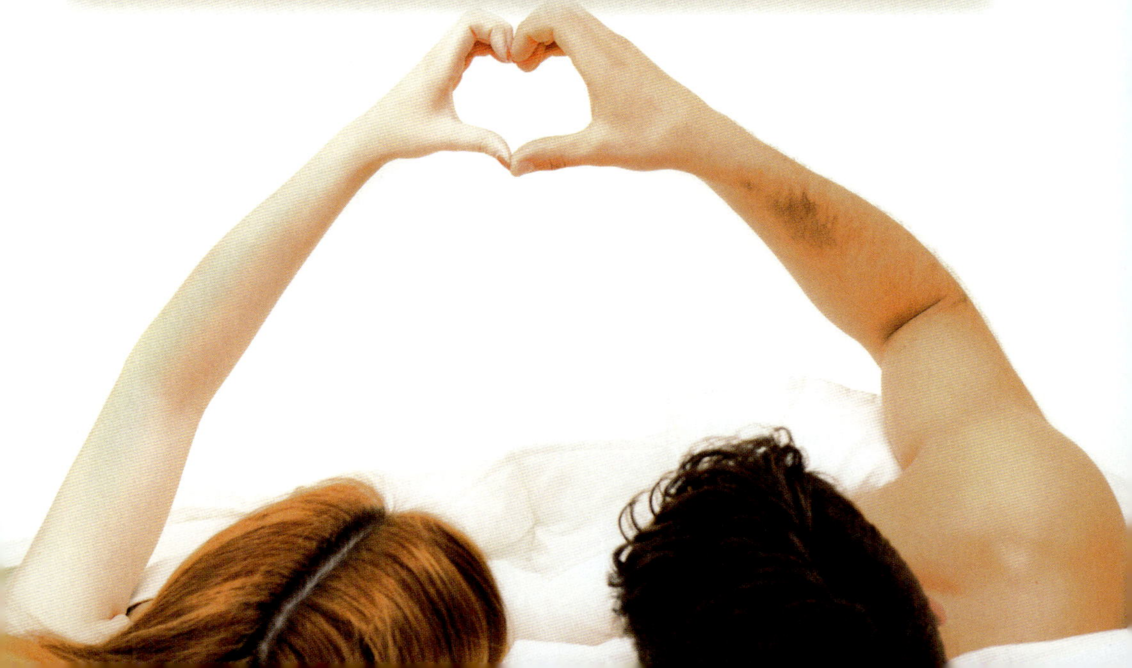

7. Wunsch und Wirklichkeit: liebevoller Ausklang

Wie wichtig ist für mich ein liebevoller Ausklang?

1 2 3 4 5 6 7 8 9 10

Streicheln und Kuscheln »danach« sind für mich wichtig.

1 2 3 4 5 6 7 8 9 10

Eng umschlungen, Arm in Arm, das wünsche ich mir.

1 2 3 4 5 6 7 8 9 10

Ich sehne mich nach einem langen und harmonischen Ausklang.

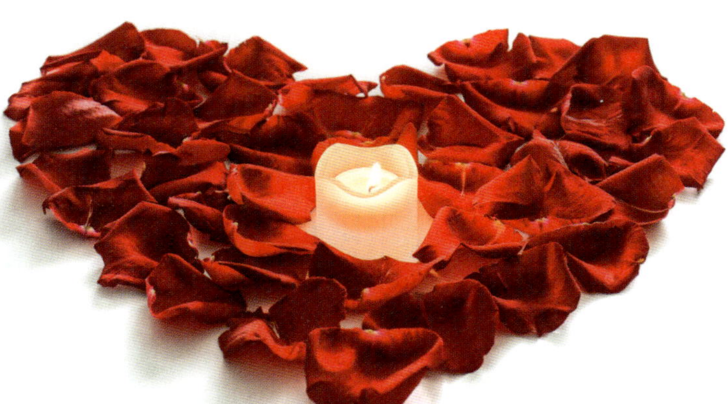

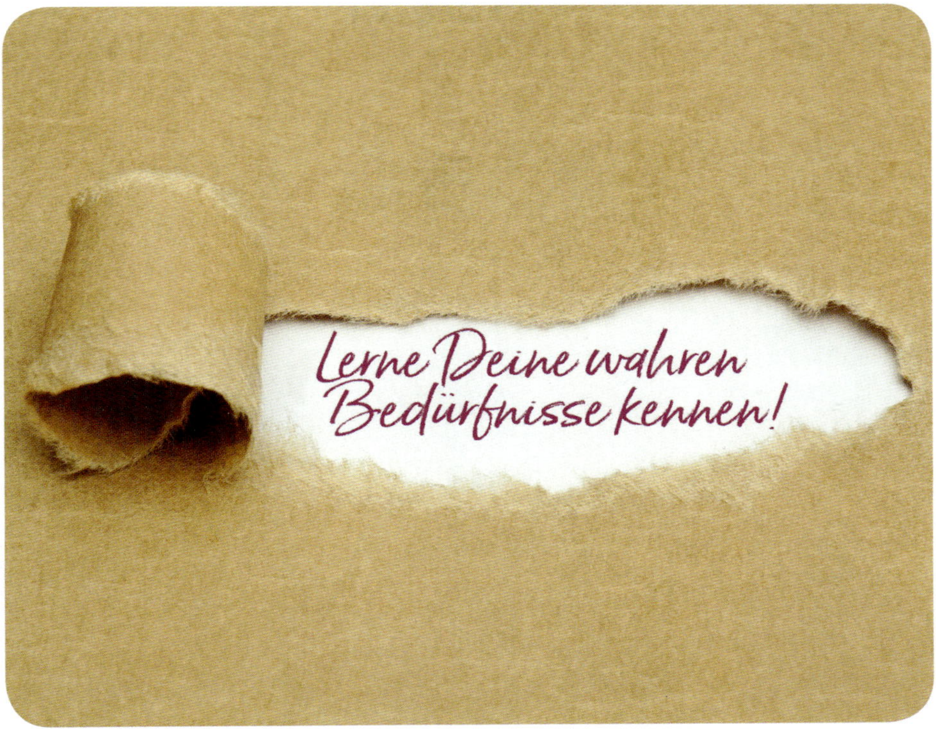

Welche Schlüsse können Sie aus Ihrem Ergebnis ziehen?

Bei diesen Checklisten konnten Sie nun Ihre eigene Einstellung zu den angesprochenen Themen erkennen. Vielleicht haben sich hier Sehnsüchte aufgetan oder Ihnen sind neue Ideen zugeflogen.

Sie haben die Möglichkeit, Ihre Bedürfnisse nicht nur theoretisch wahrzunehmen, sondern auch in die Praxis umzusetzen und gegebenenfalls mit Ihrem Partner zu bereden.

»Wir sind nicht nur verantwortlich für das, was wir tun, sondern auch für das, was wir nicht tun.«
Molière

Unser Körperland ist durchzogen von inneren Flüssen, den sogenannten Meridianen. Fließt unsere Lebensenergie in diesen Leitbahnen ohne Stagnation oder Blockade, so empfinden wir dies als wohltuend, es geht uns gut. Wie die unterirdischen Linien einer U-Bahn verbinden sie Regionen und Stationen, in diesem Fall die unseres Körpers, sie sorgen für stimmige Verbindung untereinander.
Wenn wir Lustpunkte stimulieren, werden Endorphine freigesetzt. Dies kann ein Glücksgefühl zur Folge haben und natürlich auch zu gesteigerter Entspannung, Anziehungskraft und dem Wunsch nach Intimität beitragen.
Diese Stimulation sorgt aber nicht nur für eine Ausschüttung von Botenstoffen, sie erhöht auch den Fluss sexueller Energien und kann mögliche Blockaden lösen. Dies bedeutet letztlich, dass die sexuelle Vitalität frei durch alle Meridiane und die sexuellen Zentren unseres Körpers fließen kann.

PRAXISTEIL I

Meridianbasierte Methoden – Stimulierung der Lustpunkte

Akupressur – die Kunst des sanften Drucks

Akupressur ist ein altes Heilverfahren, das über mehrere Jahrhunderte hinweg von chinesischen Ärzten entwickelt wurde. Muskelverspannungen können aufgelöst werden, sodass Energie und Blut wieder frei fließen können. So ist der Körper verstärkt mit Sauerstoff und Nährstoffen versorgt, wobei ganz natürlich auch die Lustgefühle gesteigert werden. Wir reagieren dadurch feinfühliger auf innere und äußere Reize. Mittels Drücken der Akupressurpunkte schüttet der Körper Endorphine aus. Dies hat zur Folge, dass Entspannungsgefühle entstehen können und die Anziehungskraft wie auch das Verlangen nach Nähe gefördert und gesteigert werden. Die heilende Berührung der Akupressur ist für Sie selbst und andere ungefährlich, das heißt ohne schädliche Nebenwirkungen, wenn Sie sich an unsere Empfehlungen halten und Vorsicht walten lassen, wo es nötig ist. Das einzige Hilfsmittel, das Sie zur Akupressur benötigen, sind Ihre eigenen Hände.

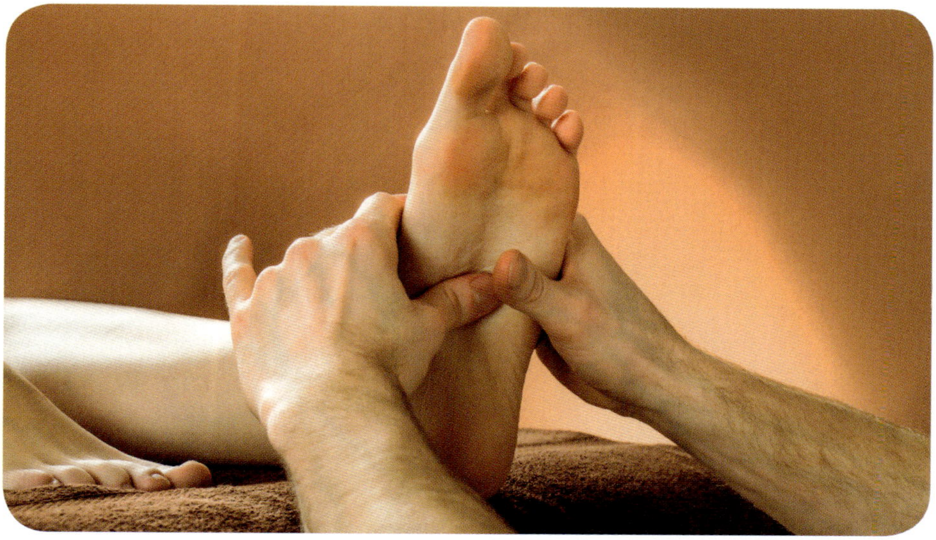

Die Anwendung

Zur Durchführung sind besonders Daumen, Zeigefinger und Mittelfinger geeignet. Zunächst üben Sie zur Berührung eines Punktes ganz langsam Druck mit einem Finger aus und lassen dann den Druck ganz allmählich anwachsen. Das Gewebe kann sich so auf die Berührung einstellen.

Gehen Sie folgendermaßen vor:

1. Akupressurpunkt auswählen und auffinden.
2. Fingerkuppe auf den ausgewählten Punkt auflegen.
3. Kreisende Bewegungen im Uhrzeigersinn durchführen.
4. So stark drücken, bis es leicht schmerzhaft ist, aber keinesfalls zu sehr.
5. Halten Sie den Punkt so lange, wie es guttut, mindestens jedoch eine Minute pro Akupressurpunkt, wenn die Endorphine ausgeschüttet werden sollen. Sie erhalten eine verstärkte Wirkung, indem Sie denselben Punkt mehrmals hintereinander aktivieren.

Die Punkte können zudem auf unterschiedliche Art und Weise stimuliert werden: Sie können sie liebkosen, küssen, mit der Zunge berühren oder saugen, sie kneten oder auch reiben. Oft tritt jedoch die stärkste Wirkung ein, wenn ein Punkt einfach nur fest gedrückt wird. Finden Sie für sich Ihre bevorzugte Technik, und bedenken Sie dabei: Sie kann und darf sich jederzeit ändern.

Bitte verzweifeln Sie nicht, wenn Sie einen beschriebenen Energiepunkt nicht auf Anhieb finden. Das ist prinzipiell auch gar nicht notwendig, denn dieser Ratgeber ist kein Akupunkturatlas, der Ihnen die exakte Stelle beschreibt. Vielmehr können Sie davon ausgehen, dass Ihr liebevolles »Bearbeiten« der entsprechenden Zone den Weg zur Lust ohnehin findet.
Jeder entsprechende Energiepunkt wird von uns lokalisiert und in der Originalbezeichnung der TCM benannt. Zudem wird die umliegende Zone farblich deutlich sichtbar gemacht: So ist sichergestellt, dass sowohl »Profis« als auch Laien zur bestmöglichen Anwendung gelangen können.

Moxibustion – das Spiel mit dem Feuer

Wie die Akupressur hat auch die Moxibustion eine jahrtausendealte Tradition. Hier werden jedoch die entsprechenden Punkte nicht durch Druck, sondern mit Hitze stimuliert. Diese wird durch das Abbrennen von getrocknetem Moxakraut (Beifuß) erzeugt. Die Wärme dringt direkt über die ausgewählten Lustpunkte in den Körper ein. Auf diese Weise wird Chi bewegt, die Lebensenergie kann nun befreiter fließen und sich im gesamten Körperland ausbreiten. Ihre Lebens- und Liebesenergie kommt in Fluss, Blockaden können sich auflösen und so den Weg frei machen für liebevolle Empfindungen und Wahrnehmungen.

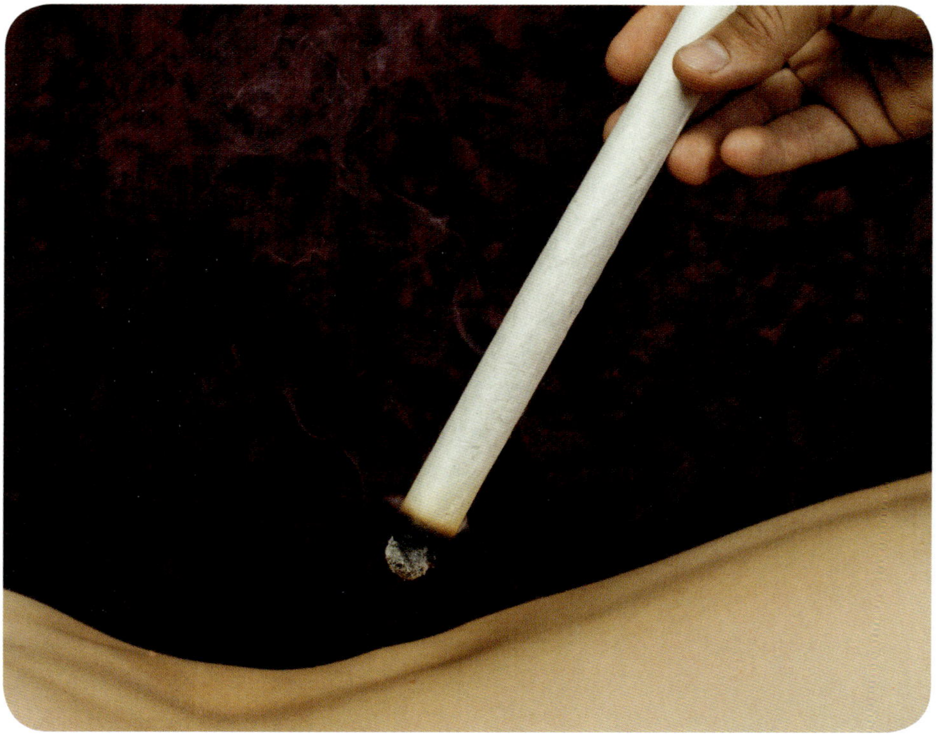

Die Anwendung

Wir empfehlen eine sogenannte Moxazigarre (in dünnes Papier gerollte Stangen aus Moxa). Diese ist im Handel frei erhältlich und zeichnet sich durch einfache Handhabung aus.

Gehen Sie folgendermaßen vor:

1. Sie nähern die glühende Spitze der Moxazigarre dem entsprechenden Punkt auf ungefähr einen halben Zentimeter. Die Haut wird dabei niemals berührt. Wenn ein deutliches Hitzegefühl wahrzunehmen ist, sollte dies augenblicklich kommuniziert und die Spitze kurz entfernt werden.
2. Dieser Ablauf wird mehrmals hintereinander wiederholt, um die Wirkung zu verstärken, mindestens dreimal.
3. Klopfen Sie die bei der Moxibustion entstehende Asche gelegentlich in einen Aschenbecher ab.
4. Um die Moxazigarre nach dem Gebrauch zu löschen, wird die Glutspitze einfach in ein mit Sand oder Salz gefülltes Gefäß getaucht. Sie kann nun zu jeder beliebigen Zeit wiederverwendet werden.

Achtung!

Sie arbeiten mit einer glühend heißen Moxazigarre. Zum einen sollten Sie deshalb darauf achten, diese nicht in einer leicht brennbaren Umgebung einzusetzen (z. B. im Bett), zum anderen erfordert die Anwendung eine klare Absprache mit dem Gegenüber: Vereinbaren Sie ein unmissverständliches Signalwort, z. B. das Wort »heiß« oder »Stopp«. Sobald Ihr Gegenüber dieses Signalwort artikuliert, ziehen Sie augenblicklich die Moxazigarre weg. WICHTIG: Ihr Gegenüber bewegt sich dabei nicht, um jeglichen Hautkontakt mit der brennenden Moxazigarre und dadurch Verbrennungen zu vermeiden.

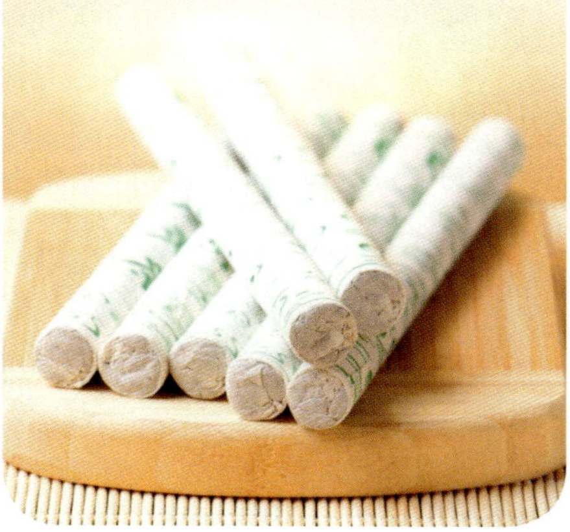

Phonophorese – Balancings zur Steigerung der Lust

Die Phonophorese arbeitet mithilfe von Stimmgabeln, die in den Frequenzen unserer Planeten gestimmt sind. Das klassisch-männliche Prinzip verkörpert hierbei der Mars, Venus das weibliche. Stimmige Schwingungen von außen wirken auf uns wie Impulse, die unsere eigenen inneren Schwingungen anregen. Die Venusgabel fördert im Mann den weiblich weichen und sensiblen Anteil. Mars trägt bei der Frau dazu bei, aus der Passivität heraus selbstsicher in die Aktivität zu gelangen und ihr »Ur-Eigenes« zu offenbaren. Sie gelangt so in den Zustand der gebenden weiblichen Position. Insgesamt wird die Balance der Yin- und Yang-Kräfte hergestellt, was zu einer inneren Harmonisierung beiträgt. Darüber hinaus sorgen Mars- und Venus-Energie an den richtigen Stellen zu einer Potenzierung des Lustempfindens.

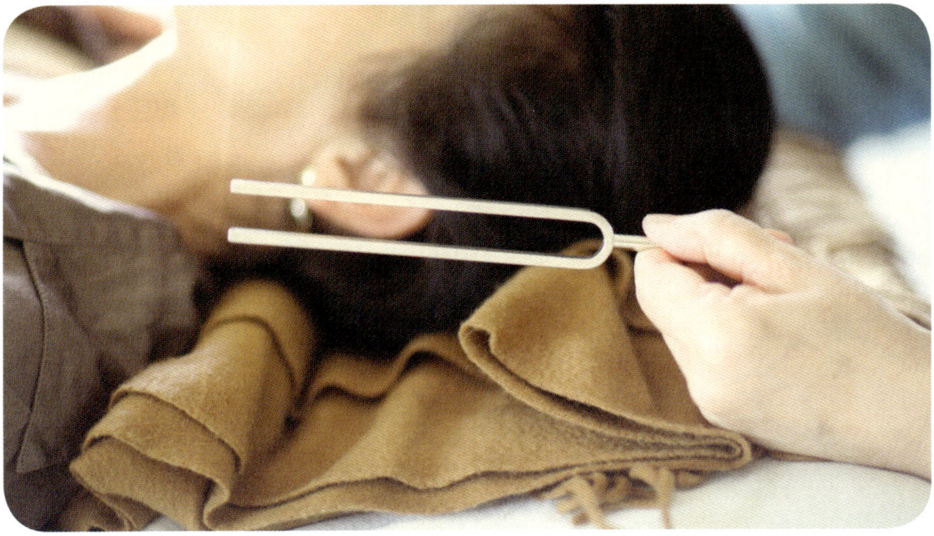

Die Anwendung

Wählen Sie zunächst eine passende Stimmgabel aus, die Mars-Stimmgabel eignet sich hervorragend für den Mann und die Venus-Stimmgabel für die Frau. Sie können auch die OM-Stimmgabel für Mann und Frau als Allround-Schwingung verwenden. Stimmgabeln sind in der Planetenschwingung des entsprechenden Archetyps gestimmt.

Gehen Sie folgendermaßen vor:

1. Die Stimmgabel muss zunächst durch Anschlagen in Schwingung versetzt werden. Dies erreichen Sie, indem Sie die Stimmgabel am Hals (Schaft) mit Daumen, Zeige- und Mittelfinger halten und sie dann anschlagen. Zum Anschlagen können Sie Hilfsmittel verwenden, wie zum Beispiel einen Hartgummikörper oder einen Klöppel, der aus einem Holzstab mit einem runden Gummiaufsatz besteht. Oder Sie verwenden ganz einfach ein Körperteil einer unempfindlichen Region wie Hand- oder Daumenballen, Unterarm, gebeugtes Knie oder auch die Ferse.

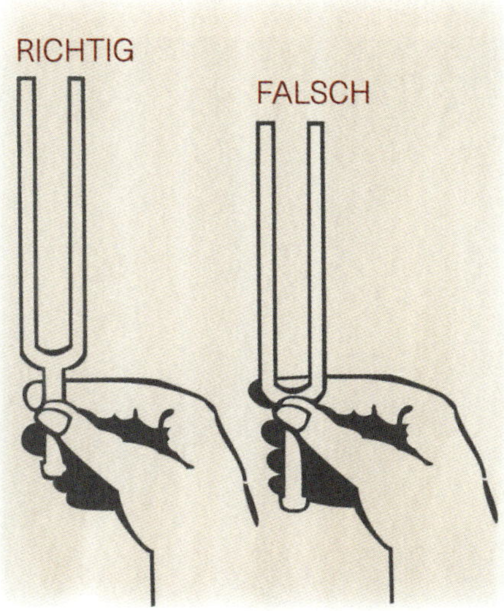

2. Ertasten Sie nun den jeweiligen Energiepunkt, versetzen Sie die Stimmgabel in Schwingung, und setzen Sie diese (mit dem Stimmgabelhals) in Längsrichtung zum Körper auf. Bei beidseitig gelegenen Lustpunkten schwingen Sie zunächst den Punkt auf der linken, dann auf der rechten Körperseite ein.
3. Spüren Sie in sich hinein, wie sich die wohlige Schwingung auf Ihren Körper überträgt und ausbreitet.
4. Wiederholen Sie die Anwendung mehrmals, mindestens jedoch fünfmal, jeweils solange die Stimmgabel fühlbar schwingt.

Kosmische Farben – sichtbare Planetenschwingungen

Die heilsame Wirkung der Planetenschwingungen können wir sowohl im hörbaren Bereich mittels Stimmgabel einschwingen oder durch Oktavieren (= verdoppeln) im sichtbaren Farbbereich – denn Sie können Schwingung nicht nur hören, sondern auch sehen.

Wir wissen heute eine ganze Menge über den positiven Einfluss von Frequenzen auf das Wohlbefinden und die Psyche von Lebewesen. Die hörbaren Frequenzbereiche der Musik sind dabei ebenso Teil der kosmischen Harmonie wie die sichtbare Welt der Farben. Kosmische Farben sind Seelenfarben, sie entsprechen symbolisch der (Farb-)Schwingung unserer inneren Wesensanteile.

Die erzeugte kosmische Farbstimulation trägt zu einem optimierten Fluss der Lebensenergie bei. Unsere Resonanz zu diesen äußeren (Farb-)Impulsen möchte im Inneren unsere Selbstheilungskräfte und unseren

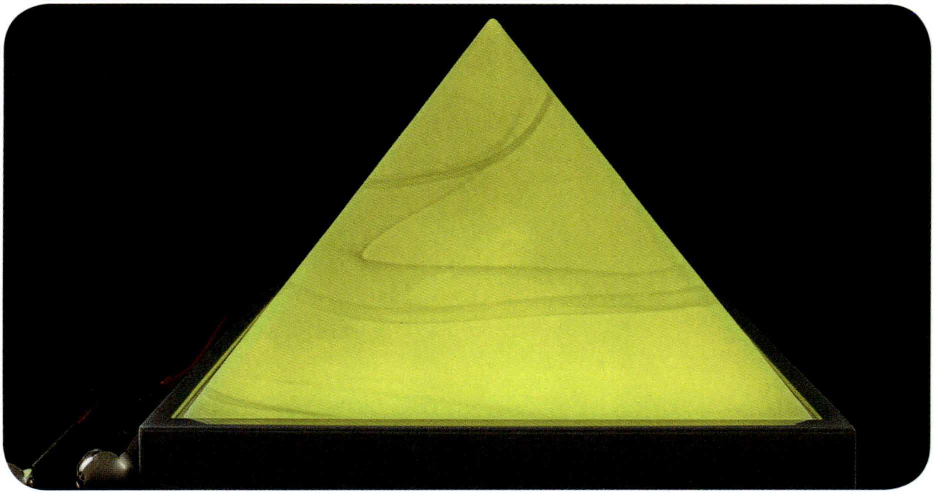

Heiler aktivieren, unsere Defizite und Ungleichgewichte ausgleichen, kurz: unser positives Lebensgefühl und Wohlbefinden verstärken.

Mehr zum Thema »kosmische Farben« finden Sie im Buch »Heilen mit kosmischen Farben« von Thomas Künne (Mankau Verlag 2017).

△ Die Anwendung

Die Anwendung erfolgt wie bei der Phonophorese (→ Seite 48 f.), mit dem Unterschied, dass Sie nun statt einer Stimmgabel den Cosmic-Lights-Pointer einsetzen. Dieser überträgt Farbinformationen direkt in das Körperland des Menschen, hinein in den inneren Fluss der Meridiane, der Akupunkturpunkte oder auch der Chakren, den Energiezentren.

1. Ertasten Sie den gewünschten Lustpunkt, und setzen Sie den Cosmic-Lights-Pointer sanft auf. Bei beidseitigen Punkten stimulieren Sie zunächst die linke, dann die rechte Körperseite.
2. Spüren Sie in sich hinein, wie sich die wohlige Farbschwingung auf Ihren Körper überträgt und ausbreitet.
3. Wiederholen Sie die Anwendung mehrmals, mindestens fünfmal pro Punkt.

Farbmeditationen

Die folgenden Farbmeditationen zu OM, Venus, Mars und Neptun stimulieren über unseren Sehsinn direkt unsere innere Wahrnehmung und können äußerst hilfreich sein für ein liebevolles und achtsames Empfinden und Verhalten.

Warum ist das so? Der Sehsinn liefert rund 80 Prozent aller Informationen aus unserer Umwelt, die wir im Gehirn verarbeiten können. Er hat somit die weitaus höchste Aufnahmekapazität von allen Sinnen, gefolgt vom Gehör- und Tastsinn. Visuelle Reize können als emotionale Schlüsselreize eingesetzt werden, im Guten wie auch im Manipulativen.

Lassen Sie je nach Stimmung die kosmischen Farben auf sich wirken, wählen Sie dazu eine Zeitqualität ohne Stress oder äußere Störfaktoren. Nehmen Sie sich die Zeit, die Ihnen guttut, mindestens jedoch zehn Minuten.

Farbmeditation OM

Mit der OM-Energie sollten wir in Resonanz gehen, wenn wir unser Selbstvertrauen stärken und unsere Verspannungen lösen möchten.

- Ich bin die Farbschwingung OM, die Sie teilhaben lässt an diesem Gefühl der tiefen Verwurzelung mit allem und dem Urvertrauen, dass alles gut so ist, wie es ist.
- Ich verbinde Sie direkt mit Ihrem Herzchakra, führe zu liebevoller Klarheit und dankbarer Annahme des »Hier und Jetzt«.
- Ich vermittle Ihnen die Gewissheit, im richtigen Moment das Richtige zu tun.
- Ich möchte Sie mit Ihrem tiefen inneren Frieden in Resonanz bringen.
- Ich kann Sie in jedem Augenblick Ihres Alltags erden, wenn Sie den Boden unter den Füßen zu verlieren glauben.
- Ich zentriere Sie auf Ihre innere Stärke und gebe Ihnen die Kraft und Überzeugung, Stürme im Außen wohlbehalten überstehen zu können.
- Ihre Ängste und Verspannungen können sich lösen, das Vertrauen in das eigene Tun kann sich entfalten.

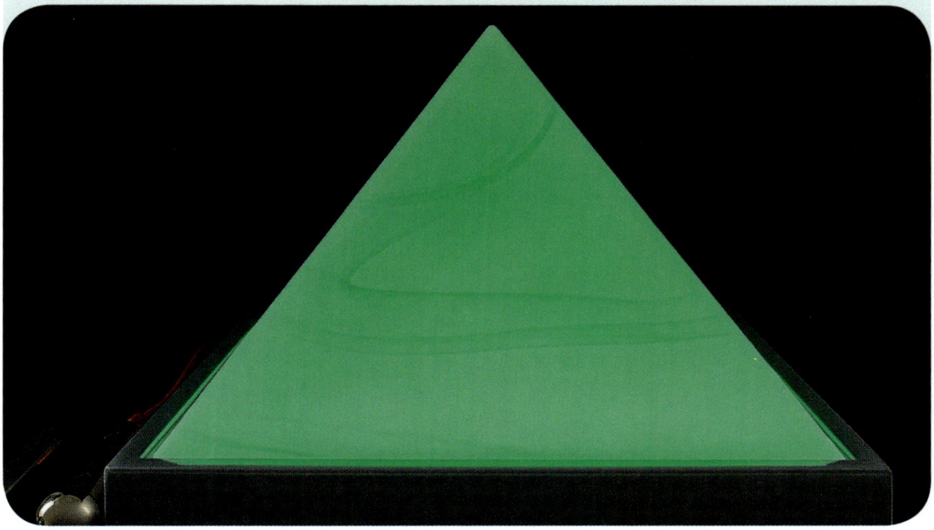

Farbmeditation Venus

Mit der Venus-Energie sollten wir in Resonanz gehen, wenn wir die Liebesenergie in uns spüren und entfalten möchten.

- Ich bin die Venus-Energie, Ihr gefühlvoller weiblicher Anteil, der Sie augenblicklich in Resonanz mit Ihrer Liebe und Eigenliebe bringt.
- Ich balanciere Vitalität und Aktivität und unterstütze zugleich bei der Stressregulierung hin zu Harmonie und Ausgeglichenheit.
- Betrachten und meditieren Sie über meine Farbe, lassen Sie sie liebevoll in sich einfließen, voller Hingabe für sich selbst und für die »Süße des Lebens«.
- Ich helfe Ihnen dabei, Ihre Lebens- und Liebesenergie zu spüren und auch zu entfalten. Dies darf geschehen in Respekt und Achtung vor Ihnen selbst, Ihren Lieben und der gesamten Schöpfung.
- Ich ermutige Sie, die Schönheit des Lebens und der zärtlichen Liebe mit allen Sinnen zu genießen, voller Anmut und Ästhetik in hingebungsvoller und liebevoller Erotik.

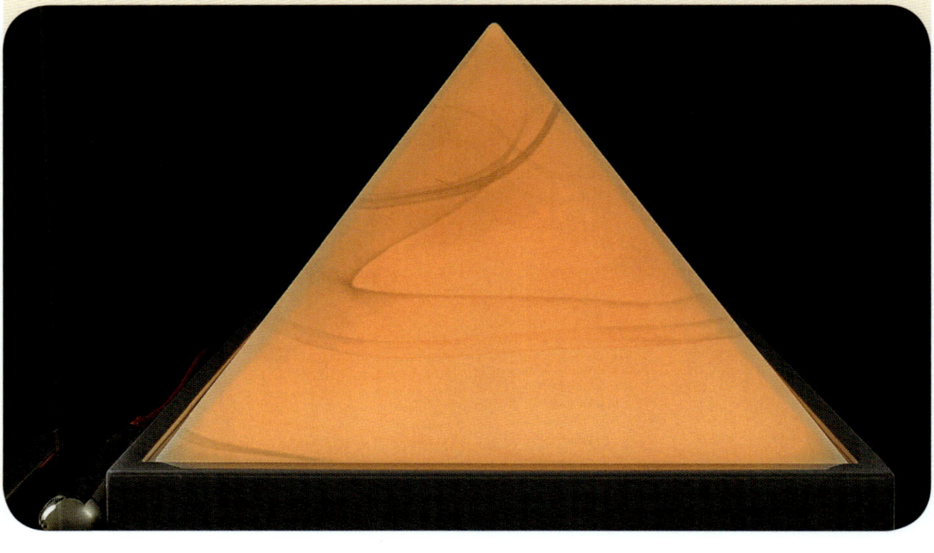

Farbmeditation Mars

Mit der Mars-Energie sollten wir in Resonanz gehen, wenn wir das Gefühl haben, zu passiv zu sein, obwohl wir gern aktiv aus uns herausgehen möchten.

- Ich bin die Mars-Energie, Ihr aktiver männlicher Anteil, der die Initiative ergreift und den ersten Schritt macht.
- Betrachten Sie meine Farbe und meditieren Sie über sie, lassen Sie dazu ganz einfach los, atmen Sie gleichmäßig und tief, öffnen Sie sich und Ihr gesamtes Zellbewusstsein für meine kosmische Farbschwingung. Lassen Sie sie energetisch in Ihr ganzes Körperland hineinfließen, vom Scheitel bis zur Sohle.
- Sie spüren, wie sich die Energie in Ihnen aufbaut und nach Entfaltung sucht. Stellen Sie sich vor, wie diese Kraft in Ihre Berührungen beim Fest der Liebe fließt.
- Ich verleihe Ihnen den Mut, impulsiv Ihre Heißblütigkeit zu leben.
- Sie empfinden Lust an meiner schöpferischen Energie, Ihre Aktivitäten werden zu frei fließenden Strömen der Liebe.

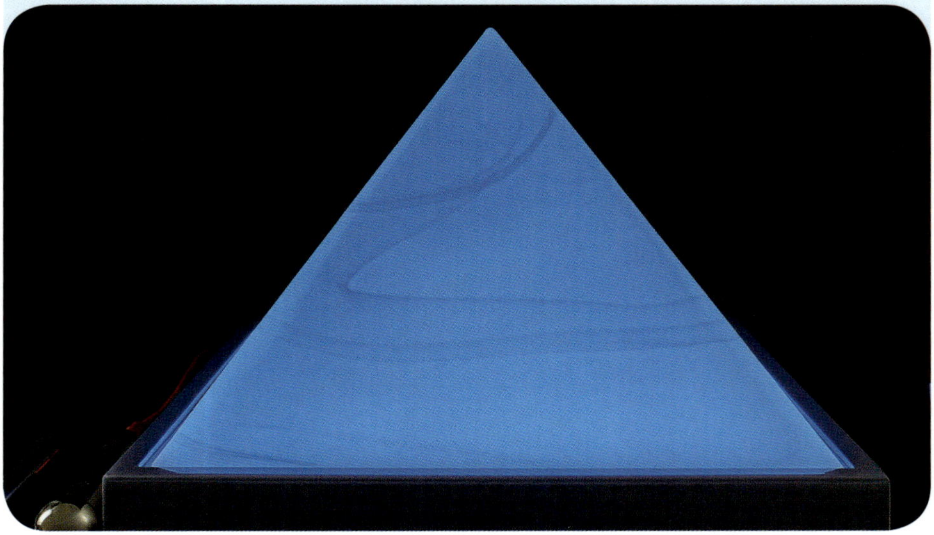

Farbmeditation Neptun

Mit der Neptun-Energie sollten wir in Resonanz gehen, wenn wir mitschwingen möchten in grenzenloser Freiheit und voller Mitgefühl.

- Ich bin die Neptun-Energie, in meiner fließenden Welt gibt es keine Grenzen oder Barrieren, stattdessen nur noch Mitschwingen und Mitfühlen im Ozeanischen und Unendlichen.
- Ich trage zu Ihrem energetischen Gleichgewicht bei, zwischen »unten« und »oben«, zwischen Gefühl und Verstand.
- Betrachten und meditieren Sie über meine Farbe, und spüren Sie dieses »All-eins-Sein« in jeder Zelle Ihres Körperlandes, sofern Sie mich hineinfließen lassen.
- Mit mir können Sie loslassen, grenzenlose Freiheit voller Mitgefühl und inneren Frieden empfinden.
- Ich führe Sie in Ihre wahren Wünsche und Träume, frei von Illusion und Verschleierung. Stattdessen aktiviere ich Kreativität und Fantasie, inspiriere Sie, Neues auszuprobieren und Altes loszulassen. Das entspannt und macht locker für das Fest der Liebe.

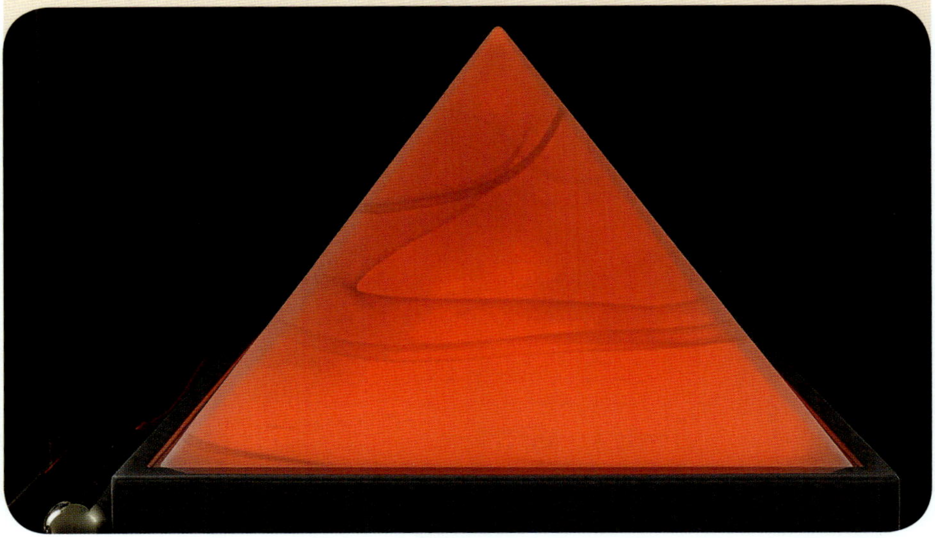

Farbmeditation »All-in-one«

Diese Farbmeditation verbindet uns ganzheitlich mit den Schwingungen von Neptun, OM, Venus und Mars.

- Suchen Sie sich einen gemütlichen Platz im Raum, wo Sie möglichst bequem ungefähr 20 Minuten sitzen oder liegen können.
- Konzentrieren Sie sich zunächst auf Ihren Atem. Verbinden Sie sich bei jedem Ausatmen mit der roten Farbschwingung von Neptun, und lassen Sie immer mehr und tiefer los. Lösen Sie sich von Blockaden, störenden Gedanken oder Hindernissen des Alltags, denn nun beginnt IHRE Zeit voller Liebe und Hingabe an das Hier und Jetzt.
- Visualisieren Sie nun die grüne OM-Farbschwingung. Sie schenkt Ihnen Urvertrauen und die Gewissheit, dass es so gut ist, wie es ist. Sie führt Sie noch tiefer in Ihre innere Ruhe. Sie erdet und verbindet Sie mit dem sicheren Vertrauen zu Ihnen selbst.
- Nun stellen Sie sich vor, wie sich die wundervolle orange Farbschwingung der Venus in Ihrem gesamten Körperland verteilt. Dieses Licht der Liebe strömt zunächst aus Ihrem Beckenboden und dehnt sich nach allen Seiten aus. Verweilen Sie so lange in dieser Schwingung von Venus, der Göttin der Liebe und Eigenliebe, bis Sie ganz erfüllt sind. Lassen Sie die Farbe nun zu einem strahlenden Stern zusammenfließen, und deponieren Sie ihn in Ihrem Beckenboden.
- Stellen Sie sich jetzt vor, wie die blaue Farbschwingung von Mars zunächst am höchsten Punkt Ihres Kopf erstrahlt und in der Folge prickelnd und energetisierend durch all Ihre Zellen fließt. Sie spüren förmlich, wie Ihnen Mars neues Leben einhaucht – das ist die Kraft des Frühlings, der Aktivität und des Aufbruchs zu neuen Ufern. Und dorthin möchten Sie nun auf den Wogen der Liebe segeln.

Die Energiepunkte – Einschwingen der Lust

Nachdem wir Ihnen die einzelnen wirkungsvollen Methoden vorgestellt haben, empfehlen wir Ihnen nun passende Energiepunkte. Durch das Einschwingen und Bearbeiten dieser Stellen können Sie mit Ihrer Lust in Resonanz kommen. So kann sich das Feld der liebevollen Zuwendung entfalten und ausdehnen. Können Sie dieses neue Terrain mit beschwingter Offenheit betreten, so werden sich liebevolle Wahrnehmungen eröffnen, die Sie vielleicht in dieser Intensität noch nie erlebt haben.

»Liebe ist Heilung, Liebe ist Macht,
Liebe ist die Magie der Veränderung.
Liebe ist der Spiegel der göttlichen Schönheit.«
Rumi

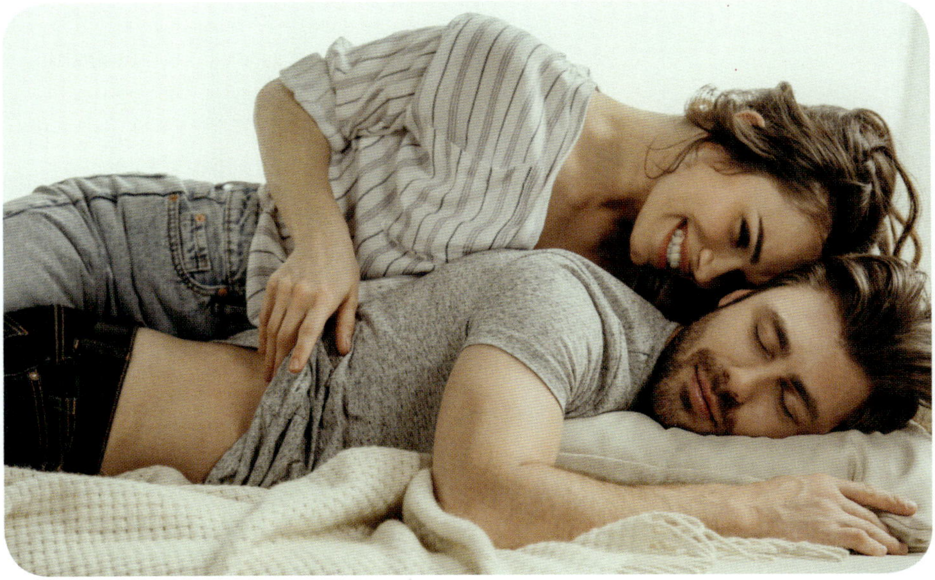

Tor des Bewusstseins

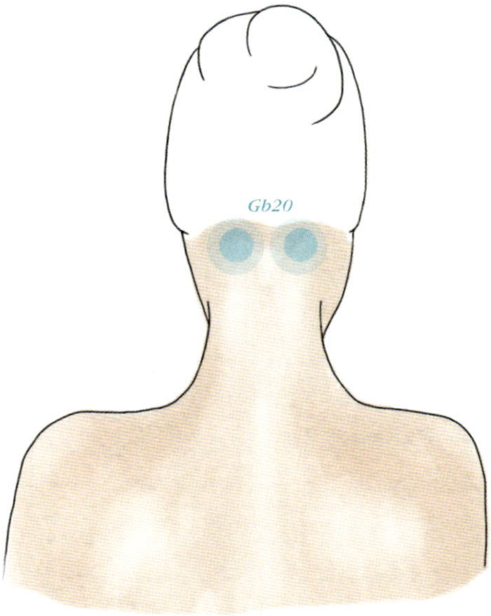

8 bis 10 cm voneinander entfernte Vertiefungen unterhalb der Schädelbasis, zwischen den beiden großen Nackenmuskeln (links und rechts). In der TCM werden diese Punkte »Gallenblase (Gb) 20« genannt.

Wirkung

Die Punkte Gb20 links und rechts bilden das Haupttor für den Energiestrom in das Gehirn. Wird das Tor des Bewusstseins stimuliert, so kann der Liebesakt zu einem unvergesslichen Ereignis werden. Signifikant verstärken sich die intimen Erfahrungen, und die Sinneseindrücke können vertieft wahrgenommen werden. Die Aktivierung dieser Punkte steigert Ihr Bewusstsein und schärft Ihre Sinne, so stellt sich ganz leicht ein Hochgefühl ein.

Akupressur

Allein

Um sich entspannt diesen Punkten widmen zu können, legen Sie sich am besten bequem auf den Rücken, die Beine ausgestreckt. Kommen Sie allmählich bei sich an, alles was im Außen ist, bleibt im Außen. Sie dürfen sich nun Zeit für sich selbst nehmen und kommen in Ihrem Tempo zur Ruhe und lassen mehr und mehr los. Schließen Sie die Augen, atmen Sie einige Minuten tief ein und aus, denken Sie dabei an nichts oder an etwas Schönes.

Nun drücken Sie mit dem Daumen der linken Hand auf den Punkt Gb20 (links) und mit dem Daumen der rechten Hand auf den Punkt Gb20 (rechts). Die übrigen Fingerspitzen legen Sie gleichzeitig behutsam auf Ihre Schläfen. Während Sie allmählich den Druck auf Gb20 links und rechts erhöhen, atmen Sie tief und ruhig weiter. Den Druck auf die Schläfen erhöhen Sie bitte nicht.

Zu zweit

Diese Punkte lassen sich am besten stimulieren, wenn Sie sich bequem auf den Rücken legen, Ihr Partner setzt sich hinter Ihren Kopf. Gehen Sie nun wie oben beschrieben vor, und üben Sie zunächst leichten Druck auf die Punkte Gb20 links und rechts aus. Sie können nun mit Ihrem Partner synchron tief ein- und ausatmen und den Druck allmählich erhöhen, während die übrigen Fingerspitzen auf dem Kopf bzw. auf den Schläfen ruhen. Den Druck auf die Schläfen erhöhen Sie bitte nicht.

Phonophorese

△ Kosmische Farben

Die genaue Anwendung der Methoden »Phonophorese« (→ Seite 48 f.) und »kosmische Farben« (→ Seite 50 f.) lesen Sie bitte auf den angegebenen Seiten nach.

Diese Stellung bietet sich hervorragend für eine entspannende Kopfmassage an. Die Finger des Massierenden krümmen sich hierfür und gleiten mehrmals langsam von Gb20 nach oben zum Scheitelpunkt. Kneten Sie auch die großen Muskelstränge links und rechts des Nackens, die Hals- und Nackenpartie kann sich nun liebevoll entspannen. So werden außerdem tiefe Zuwendung und Liebe ausgedrückt. Als sehr wohltuend wird hier das zusätzliche Küssen des »dritten Auges« (→ Seite 62 f.) empfunden.

Medulla

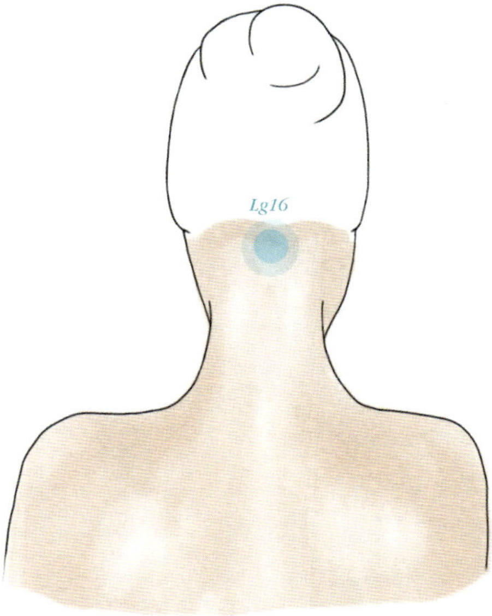

Im Hohlraum unter dem Ansatz des Schädels in der Mitte am Hinterkopf. Dieser Punkt ist einfach zu finden, auch wenn er von Haaren bedeckt ist. Probieren Sie es aus, ein Kinderspiel! In der TCM wird dieser Punkt »Lenkergefäß (Lg) 16« genannt.

Wirkung

Das Aktivieren der Medulla stärkt den Fluss sexueller Energien vom Scheitel bis zur Sohle, beginnend im Kopfbereich, wo er Funktion und Wirkweise des Gehirns miteinbezieht. Von dieser »Steuerungszentrale« aus erfolgen wohltuende und stimulierende Impulse in den gesamten Beckenbereich (Sitz der Geschlechtsorgane), über die Wirbelsäule bis hin zu den Fußsohlen. Spirituell ausgedrückt verbinden wir »oben« mit »unten«, die Weite von »Vater Himmel« mit der Verwurzelung in »Mutter Erde«, wir fühlen uns frei und geerdet im »Hier und Jetzt«, bereit für den Fluss des Lebens und der Liebe.

Akupressur

Allein

Setzen Sie sich mit geradem Rücken an die Bettkante oder auf einen Stuhl. Kommen Sie in Ihrer Zeit zur

Ruhe, und entspannen Sie sich. Atmen Sie einige Minuten tief ein und aus, denken Sie dabei an nichts oder an etwas Schönes.

Nun drücken Sie mit Ihrem rechten Daumen (bei Linkshändern dem linken) entschlossen (aber nicht zu fest) den Medulla-Lustpunkt, Ihre freie Hand legen Sie auf die Stirn. Dabei können Sie den gesamten Kopf sanft vor- und zurückbewegen, um die Energie noch besser in Fluss zu bringen. Atmen Sie tief und ruhig weiter. Drücken Sie den Punkt Lg16 mindestens drei Minuten und so lange, bis Sie eine stimulierende Wirkung bei sich wahrnehmen, verbunden mit einem wohligen Gefühl.

Zu zweit

Die Vorgehensweise ist dieselbe wie bei der alleinigen Anwendung; die zweite Person übernimmt das Drücken des Medulla-Lustpunktes und des »Hand-auf-die-Stirn-Legens«, während das Gegenüber ganz entspannt sitzt oder liegt. Eine schöne Variante besteht darin, den Kopf des Gegenübers sanft und behutsam (wie bei einem Baby) hin- und herzubewegen.

Eine besonders zärtliche Form der »Akupressur« bildet der Kuss

Küssen Sie den Medulla-Punkt zärtlich. Beginnen Sie langsam und mit lang andauernden Küssen. Anschließend stimulieren Sie den Punkt voller Gefühl, bis sich die Aufmerksamkeit Ihres Gegenübers vollkommen auf diesen allumfassenden Fluss der Energien konzentriert: »oben« kann sich mit »unten« und »innen« mit »außen« verbinden.

Phonophorese

Kosmische Farben

Die genaue Anwendung der Methoden »Phonophorese« (→ Seite 48 f.) und »kosmische Farben« (→ Seite 50 f.) lesen Sie bitte auf den angegebenen Seiten nach.

Sie können aus dem Kapitel »Beckenbodenbalance« (→ Seite 105 ff.) eine passende Übung hinzunehmen. Das empfiehlt sich schon deshalb, weil der Medulla-Punkt den Kopf mit dem Bauch verbindet. Diesen Prozess können Sie weiter verstärken, indem Sie zusätzlich Ihren Beckenboden aktivieren.

Punkt des dritten Auges

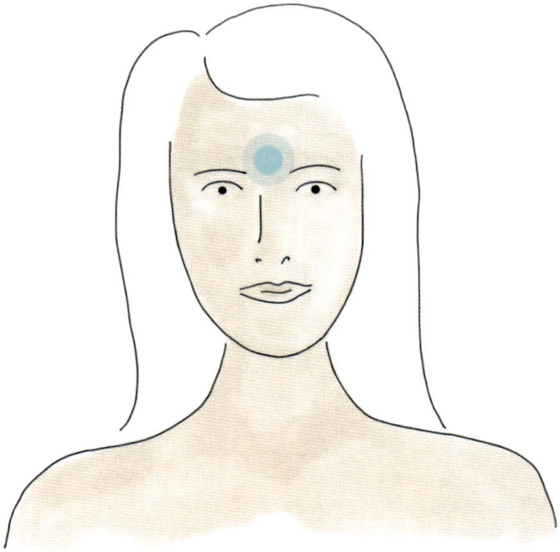

Exakt zwischen den Augenbrauen in der Vertiefung, über der Nasenwurzel in Richtung Stirn. In der TCM wird dieser Punkt »drittes Auge« genannt.

Wirkung

Dieser Punkt wird auch als sechstes Chakra oder Stirnchakra (Ajna-Chakra) bezeichnet. Die spirituelle Welt sieht hier den Sitz unserer Intuition, Einsicht und auch Kreativität. Die Hirnanhangsdrüse (Hypophyse) wird mit diesem Chakra in Verbindung gebracht. Diese steuert das Zusammenspiel sämtlicher Drüsen des Menschen, wie ein Dirigent das Zusammenspiel aller Instrumente eines Orchesters koordiniert und zur bestmöglichen Entfaltung bringt. Zugleich kann das stimmige Einschwingen dieses Punktes leicht und angenehm auf eine spirituelle Ebene der Liebe führen.

Akupressur

Allein

Legen oder setzen Sie sich mit geradem Rücken entspannt hin. Kommen

Sie allmählich bei sich an, alles was im Außen ist, bleibt im Außen, Sie dürfen sich nun Zeit für sich selbst nehmen und kommen in Ihrem Tempo zur Ruhe und entspannen sich mehr und mehr. Schließen Sie die Augen, atmen Sie einige Minuten tief ein und aus, denken Sie dabei an nichts oder an etwas Schönes.

Nun drücken Sie entschlossen (aber nicht zu fest) mit dem rechten Daumen (bei Linkshändern dem linken) den Punkt des dritten Auges für drei bis fünf Minuten. Atmen Sie dabei tief und ruhig weiter.

Zu zweit

Die zweite Person stimuliert den Punkt des dritten Auges mit dem Zeige- oder Mittelfinger, die andere Hand ruht bequem auf einer beliebigen Stelle auf dem Körper des Partners (z. B. im Bereich des Solarplexus zwischen Bauchnabel und Brustbeinspitze).

Eine besonders zärtliche Form der »Akupressur« bildet der Kuss

Küssen Sie den Punkt des dritten Auges zärtlich. Beginnen Sie langsam und mit lang andauernden Küssen. Anschließend stimulieren Sie diesen Punkt voller Gefühl, die Aufmerksamkeit Ihres Gegenübers wird sich nun vollkommen auf diesen spirituell erhebenden Punkt konzentrieren. Beim Liebesakt können Sie zusätzlich den Hinterkopf Ihres Gegenübers (mit Ihren Händen oder einem Kissen) unterstützen, während Sie den Punkt des dritten Auges leidenschaftlich küssen.

Moxibustion

Nähern Sie die glühende Spitze der Moxazigarre dem Punkt des dritten Auges auf ungefähr einen halben Zentimeter. Wenn ein deutliches Hitzegefühl wahrzunehmen ist, sollte dies augenblicklich kommuniziert und die Spitze kurz entfernt werden. Dieser Ablauf wird mehrmals hintereinander wiederholt, um die Wirkung zu verstärken.

Phonophorese

Kosmische Farben

Die genaue Anwendung der Methoden »Phonophorese« (→ Seite 48 f.) und »kosmische Farben« (→ Seite 50 f.) lesen Sie bitte auf den angegebenen Seiten nach.

See der Ruhe

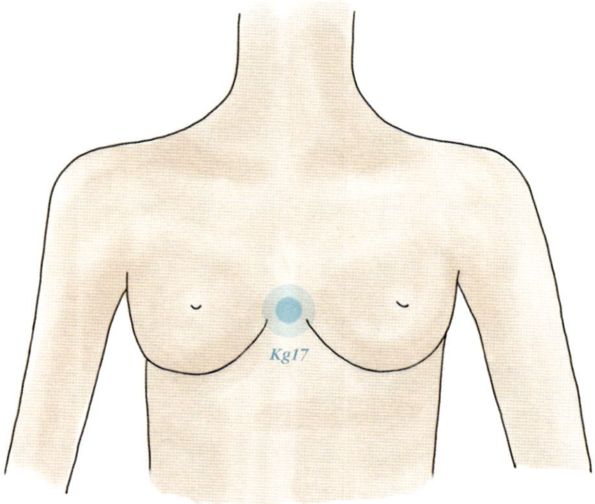

Auf der Mitte des Brustbeins. In der TCM wird dieser Punkt »Konzeptionsgefäß (Kg) 17« oder auch viertes Chakra (= Herzchakra) genannt.

Wirkung

Dieser Punkt ist in seiner Tiefe einzigartig, da er Sie augenblicklich mit Ihrer Herzenswärme und dem Ursprung Ihrer Seele verbindet.

Die Stimulation des Herzchakras öffnet das Energiezentrum des Herzens, beruhigt und besänftigt, verstärkt Ihre innere Freude und die emotionale Vertrautheit. Gestaute Emotionen können nun leicht abfließen und durch diese Anstauung bedingte körperliche Blockaden können sich transformieren. Eine tiefe Entspannung kann sich einstellen, Nervosität, Traurigkeit bis hin zur Melancholie oder Depression können gelindert werden. Je mehr Sie in der Lage sind, Ihren Herzbereich zu öffnen, umso mehr finden Sie einen liebevollen Zugang zu sich selbst und zu Ihrem Gegenüber.

Akupressur

Allein

Legen oder setzen Sie sich mit geradem Rücken entspannt hin. Kommen Sie allmählich bei sich an, alles was im Außen ist, bleibt im Außen, Sie dürfen sich nun Zeit für sich selbst nehmen und kommen in Ihrem

Tempo zur Ruhe und entspannen sich mehr und mehr. Schließen Sie die Augen, atmen Sie einige Minuten tief ein und aus, denken Sie dabei an nichts oder an etwas Schönes.

Nun drücken Sie entschlossen (aber nicht zu fest) mit einem Finger Ihrer Wahl den Punkt des vierten Chakras für drei bis fünf Minuten. Atmen Sie dabei tief und ruhig in diesen Punkt hinein, und öffnen Sie Ihr Herz.

Zu zweit

Die Vorgehensweise ist dieselbe wie bei der alleinigen Anwendung. Allerdings übernimmt nun die zweite Person das Drücken des Zugangspunkts zum Herzchakra mit einem Finger ihrer Wahl. Die freie Hand ruht entspannt auf einer beliebigen Körperstelle des Partners (z. B. im Bereich des Sakralchakras unterhalb des Bauchnabels).

Eine besonders zärtliche Form der »Akupressur« bildet der Kuss

Küssen Sie den Punkt des vierten Chakras zärtlich. Beginnen Sie langsam und mit lang andauernden Küssen. Anschließend stimulieren Sie diesen Punkt voller Gefühl, die Aufmerksamkeit Ihres Gegenübers wird sich nun vollkommen auf diesen spirituell erhebenden Punkt konzentrieren.

Beim Liebesakt können Sie diesen Zugangspunkt zum Herzen weiterhin küssen, um die Verbindung zum eigenen Herzen und zum Herzbereich des Partners noch weiter zu beflügeln.

Moxibustion

Nähern Sie die glühende Spitze der Moxazigarre dem Zugangspunkt zum vierten Chakra auf ungefähr einen halben Zentimeter (Voraussetzung: keine oder wenig Brustbehaarung). Wenn ein deutliches Hitzegefühl wahrzunehmen ist, sollte dies augenblicklich kommuniziert und die Spitze kurz entfernt werden. Dieser Ablauf wird mehrmals hintereinander wiederholt, um die Wirkung zu verstärken.

Phonophorese

Kosmische Farben

Die genaue Anwendung der Methoden »Phonophorese« (→ Seite 48 f.) und »kosmische Farben« (→ Seite 50 f.) lesen Sie bitte auf den angegebenen Seiten nach.

Zimmer der Potenz

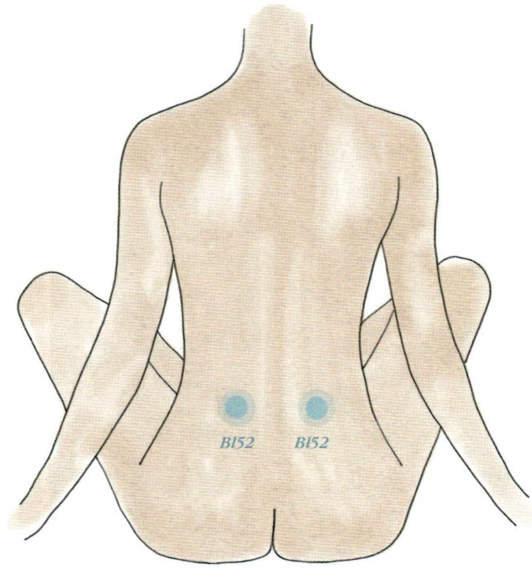

Vier Fingerbreit rechts und links der Wirbelsäule, in Höhe der Taille (= 3. Lendenwirbel). In der TCM wird dieser Punkt »Blase (Bl) 52« genannt.

Wirkung

Dieser Energiepunkt gehört in der TCM zum Blasenmeridian, der seinerseits dem Element Wasser zugeordnet ist. Wird dieser Punkt allein behandelt, repräsentiert er die Qualität der Stille, der Meditation und der Innenschau. Er birgt die Fähigkeit, dem Wandel der Dinge zu vertrauen. Zusätzlich wird der Urogenitaltrakt wirkungsvoll stimuliert.

Ein Harmonisieren dieses Punktes hilft uns beim vollkommenen Loslassen. Wir fühlen uns in Harmonie geborgen, und zudem können Ängste in Bezug auf Sexualität überwunden werden. Findet eine Kombination mit Bl23 statt, werden innerer Druck und Stress gemindert, damit kommen wir in den Fluss von Vitalität und Lust (→ Seite 72 f.).

Akupressur

Allein

Die Vorgehensweise ähnelt dem Einschwingen der Medulla (Lg16, an der Rückseite des Kopfes → Seite 60 f.), mit dem Unterschied, dass Bl52 *beidseitig* in Höhe der Taille sitzt.

Setzen Sie sich mit geradem Rücken an die Bettkante oder auf einen Stuhl. Kommen Sie in Ihrer Zeit zur Ruhe und entspannen Sie sich. Atmen Sie einige Minuten tief ein und aus, denken Sie dabei an nichts oder an etwas Schönes.

Nun drücken Sie entschlossen (aber nicht zu fest) zunächst den linken, dann den rechten Lustpunkt Bl52. Atmen Sie dabei tief und ruhig weiter. Drücken Sie den linken wie auch den rechten Lustpunkt Bl52 mindestens drei bis fünf Minuten lang und so lange, bis Sie eine stimulierende Wirkung bei sich wahrnehmen, verbunden mit einem wohligen Gefühl.

Zu zweit

Die Vorgehensweise ist dieselbe wie bei der alleinigen Anwendung. Allerdings übernimmt nun die zweite Person das Drücken der Lustpunkte (links und rechts), während das Gegenüber ganz entspannt sitzt oder auch liegt.

Moxibustion

Der Lustpunkt Bl52 gehört zu einem Meridian des Elementes Wasser, die Moxibustion verwendet das Element Feuer. Die vermeintlichen Widersacher eines Spannungsfeldes können sich jedoch nur so lange bekämpfen, solange sie als trennendes Entweder-Oder verstanden werden. Ihre liebevoll angewendete Moxibustion dieses Lustpunktes Bl52 kann diesen Gegensatz in ein verbindendes Sowohl-als-auch wandeln, Spannungen können sich auflösen und Gegensätze (neu) vereinigen.

Nähern Sie die glühende Spitze der Moxazigarre dem Punkt Bl52 (zunächst links, dann rechts) auf ungefähr einen halben Zentimeter. Wenn ein deutliches Hitzegefühl wahrzunehmen ist, sollte dies augenblicklich kommuniziert und die Spitze kurz entfernt werden. Dieser Ablauf wird mehrmals hintereinander wiederholt, um die Wirkung zu verstärken. Die Stimulation von Bl52 gelingt naturgemäß besser zu zweit, für gelenkige Singles ist dies allemal einen Versuch wert.

Phonophorese

Kosmische Farben

Die genaue Anwendung der Methoden »Phonophorese« (→ Seite 48 f.) und »kosmische Farben« (→ Seite 50 f.) lesen Sie bitte auf den angegebenen Seiten nach.

Yang-Pforte der Lebensbestimmung und Tor des Lebens

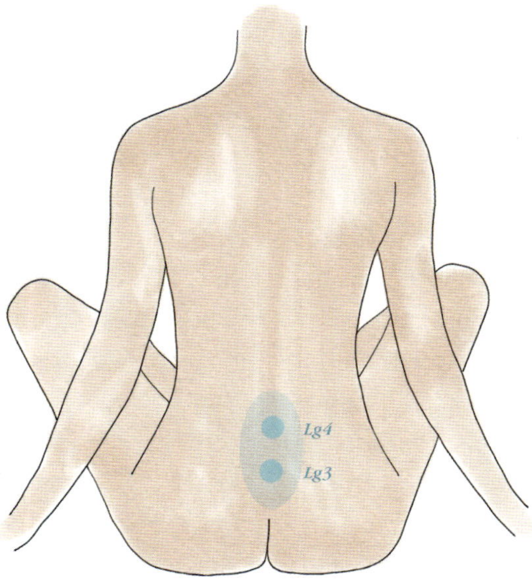

Auf der Wirbelsäule in Höhe des fünften Lendenwirbels und der Beckenkämme sitzt der Punkt Lg3 (»Yang-Pforte der Lebensbestimmung«). Auf der Wirbelsäule in Höhe des dritten Lendenwirbels und der Taille sitzt der Punkt Lg4 (»Tor des Lebens«).

Wirkung

Die Besonderheit dieser beiden nachfolgenden Lustpunkte: Sie gehören zum Lenkergefäß, auch Du Mai genannt. Die TCM rechnet das Lenkergefäß zu den sogenannten Wundermeridianen, die Energie speichern und nach Bedarf abgeben. Sie ordnen hierbei den angemessenen und ausgleichenden Energiehaushalt als Grundlage von Wohlbefinden und Heilung. Punkte des Lenkergefäßes werden als »das Meer der Yang-Organe« bezeichnet. Sie verbinden die Energien aller Yang-Meridiane und sorgen für ein stimmiges Verhältnis dieser Energien. Die Stimulation von Lg3 reguliert den Energiefluss im Genitalbereich, vertreibt Kälte und stärkt zudem die Urogenitalorgane. Die Wirksamkeit von Lg4 liegt im Erlangen der inneren Stabilität in anstrengenden und stressigen Lebenslagen. Ihre Kreativität kann wieder zum Ausdruck kommen, und die sexuelle Energie steigt. Nun darf kommen, was sich zeigen möchte.

Akupressur

Allein

Legen oder setzen Sie sich mit geradem Rücken entspannt hin. Kommen Sie allmählich bei sich an, alles was im Außen ist, bleibt im Außen. Sie dürfen sich nun Zeit für sich selbst nehmen und kommen in Ihrem Tempo zur Ruhe und entspannen sich mehr und mehr. Schließen Sie die Augen, atmen Sie einige Minuten tief ein und aus, denken Sie dabei an nichts oder an etwas Schönes.

Nun drücken Sie entschlossen (aber nicht zu fest) den Punkt Lg3 oder Lg4. Atmen Sie dabei tief und ruhig weiter.

Zu zweit

Die Vorgehensweise ist dieselbe wie bei der alleinigen Anwendung. Allerdings übernimmt nun die zweite Person das Drücken von Lg3 oder Lg4, die freie Hand ruht bequem auf einer beliebigen Stelle auf dem Körper des Partners.

Moxibustion

Die Stimulation von Lg3 oder Lg4 mit der Moxazigarre gelingt naturgemäß zu zweit besser. Nähern Sie die glühende Spitze der Moxazigarre dem Punkt Lg3 oder Lg4 auf ungefähr einen halben Zentimeter. Wenn ein deutliches Hitzegefühl wahrzunehmen ist, sollte dies augenblicklich kommuniziert und die Spitze kurz entfernt werden. Dieser Ablauf wird mehrmals hintereinander wiederholt, um die Wirkung zu verstärken.

Phonophorese

Kosmische Farben

Die genaue Anwendung der Methoden »Phonophorese« (→ Seite 48 f.) und »kosmische Farben« (→ Seite 50 f.) lesen Sie bitte auf den angegebenen Seiten nach.

Halten Sie in einem stressigen Moment diese Punkte, um wieder in Ihre Mitte zu gelangen.

Eilende Tür und Hütte des Herrenhauses

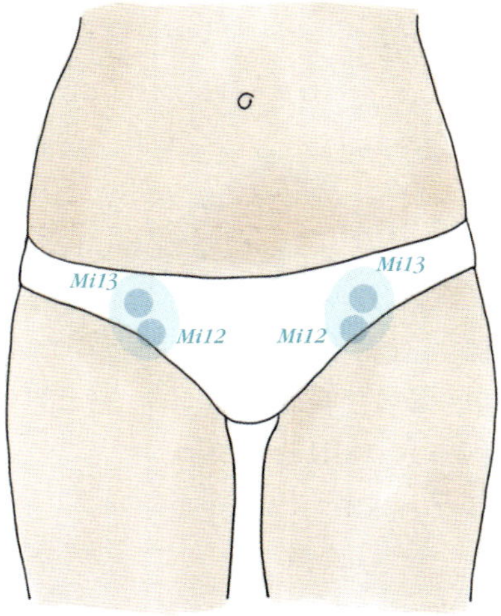

Beide Punkte liegen im Beckenbereich, in den Leistenbeugen zwischen Schenkeln und Rumpf. Milz (Mi) 12 (»Eilende Tür«) liegt 3,5 Daumenbreit, Milz (Mi) 13 (»Hütte des Herrenhauses«) 4 Daumenbreit von der Mitte entfernt, etwas höher als Mi12.

Wirkung

Mi12 und Mi13 bilden Öffnungen des Energieflusses hin zu den Sexualorganen. Ihre Stimulation kann die Sexuallust anregen und das Verlangen steigern. Freies Fließen ermöglicht hier ein Ausbreiten der Energie im Intimbereich. Sie können dadurch eine erheblich größere Empfindungsbreite wahrnehmen und diese in der Folge auch genießen.

Akupressur

Allein

Legen Sie, während Sie auf dem Rücken liegen, Ihre Handballen sanft auf die Lustpunkte in Ihren Leistenbeugen, beginnend mit Mi13. Lassen Sie Ihre Fingerspitzen auf dem Bauch ruhen, atmen Sie dabei ruhig, tief und entspannt. Steigern Sie nun den Druck auf die Lustpunkte links und rechts allmählich, so lange, bis der angenehme Druck in einen schmerzhaften übergeht. Versuchen Sie dabei, tief in den Unterleib einzuatmen. Danach verfahren Sie genauso mit dem Punkt Mi12. Wir empfehlen diese Reihenfolge, um den Energiefluss von »oben« nach »unten« in den Energiebereich bestmöglich zu stimulieren.

Zu zweit

Die Vorgehensweise ist dieselbe wie bei der alleinigen Anwendung. Allerdings übernimmt nun die zweite Person das Drücken von Mi13 und Mi12 wie folgt: Lehnen Sie sich mit dem Gewicht Ihres Oberkörpers langsam auf die Punkte, und steigern Sie den Druck allmählich. Kommunizieren Sie bitte mit Ihrem Partner, wie viel Druck Sie ausüben dürfen, bevor Sie sich mit Ihrem gesamten Gewicht auf die Punkte »stemmen«. Regulieren Sie den Druck dabei so, dass er eine angenehm stimulierende Wirkung hat (Dauer: mindestens zwei Minuten). Nicht vergessen: Tiefe Atmung in den Unterleib!

Moxibustion

Nähern Sie die glühende Spitze der Moxazigarre zunächst linksseitig dem Punkt Mi13, danach rechts auf ungefähr einen halben Zentimeter. Wenn ein deutliches Hitzegefühl wahrzunehmen ist, sollte dies augenblicklich kommuniziert und die Spitze kurz entfernt werden. Dieser Ablauf wird mehrmals hintereinander wiederholt, um die Wirkung zu verstärken. Danach verfahren Sie genauso mit dem Punkt Mi12. Die Stimulation der Punkte Mi12 und Mi13 mit der Moxazigarre erfolgt naturgemäß besser zu zweit.

Phonophorese

Kosmische Farben

Die genaue Anwendung der Methoden »Phonophorese« (→ Seite 48 f.) und »kosmische Farben« (→ Seite 50 f.) lesen Sie bitte auf den angegebenen Seiten nach.

Halten Sie diese Energiepunkte, um einerseits Ihre Sexuallust anzuregen und andererseits Ihr Verlangen nach Intimität zu steigern.

Meer der Vitalität

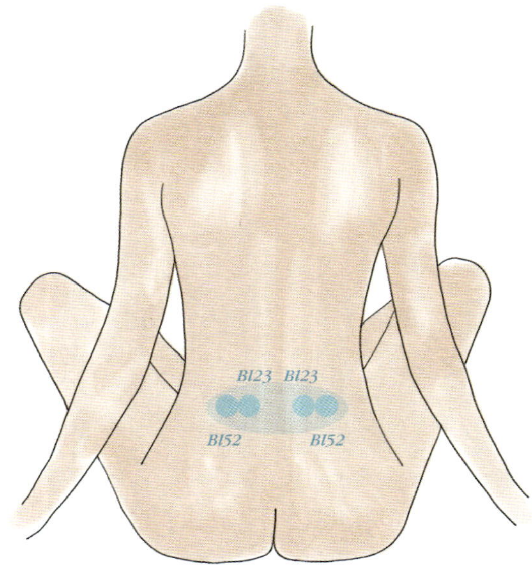

Unterer Rücken, zwei (Blase 23) und vier (Blase 52) Fingerbreit rechts und links von der Wirbelsäule auf Taillenhöhe, zwischen dem zweiten und dritten Lendenwirbel. Das »Meer der Vitalität« besteht symbolisch aus diesen beiden Lustpunkten.

Wirkung

Fühlen Sie sich oder Ihr Partner müde, ausgelaugt oder gestresst? Widmen Sie sich diesen Punkten, so kann sich Ihre Vitalität wieder steigern, und Ihre Lust nach Intimität kommt zum Vorschein. Auch bei Sexualstörungen (Impotenz oder vorzeitiger Ejakulation) können diese Punkte für Erleichterung sorgen. Sie können die Sorgen des Alltags loslassen und sich befreiter dem Fluss Ihrer Lebensenergie widmen.

Akupressur

Allein

Legen oder setzen Sie sich mit geradem Rücken entspannt hin. Kommen Sie allmählich bei sich an, alles was im Außen ist, bleibt im Außen, Sie dürfen sich nun Zeit für sich selbst nehmen und kommen in Ihrem Tempo zur Ruhe und entspannen sich mehr und mehr. Schließen Sie die Augen, atmen Sie einige Minuten tief ein und aus, denken Sie dabei an nichts oder an etwas Schönes.

Nun drücken Sie mit den Handballen oder den Fingerspitzen beider Hände entschlossen (aber nicht zu fest) auf die Meer-der-Vitalität-Punkte. Kneten Sie die Muskelstränge zu beiden Seiten der Wirbelsäule kräftig. Sie können Ihre Bewegung variieren, entweder von oben nach unten, von unten nach oben oder von links nach rechts bzw. von rechts nach links. Atmen Sie dabei tief und ruhig weiter.

Zu zweit

Die Vorgehensweise ist dieselbe wie bei der alleinigen Anwendung. Allerdings übernimmt nun die zweite Person das Drücken der Blasenpunkte 23 und 52. Diese Punkte lassen sich bevorzugt stimulieren, wenn Sie sich bequem auf den Bauch legen, Ihr Partner setzt sich rittlings auf Ihre Oberschenkel, direkt hinter Ihrem Gesäß. Probieren Sie gern verschiedene Druckvarianten aus; so könnten Sie z. B. sanft beginnen und allmählich den Druck durch Ihr eigenes Gewicht erhöhen. Oder umarmen Sie Ihren Partner, und legen Sie ihm dabei die Hände in Taillenhöhe auf den Rücken. Massieren und kneten Sie nun die Muskelstränge um die Blasenpunkte 23 und 52. Sie werden erleben, wie sich Ihr Partner mehr und mehr an Ihren Körper schmiegt. So erreichen Sie schon in dieser Phase einen liebevollen Einstieg in Ihre Zweisamkeit.

Moxibustion

Die Stimulation der Blasenpunkte 23 und 52 mit der Moxazigarre gelingt naturgemäß zu zweit besser. Nähern Sie die glühende Spitze der Moxazigarre dem Punkt Bl23 (links) auf ungefähr einen halben Zentimeter. Wenn ein deutliches Hitzegefühl wahrzunehmen ist, sollte dies augenblicklich kommuniziert und die Spitze kurz entfernt werden. Bearbeiten Sie den Punkt nun in der gleichen Weise auf der rechten Seite. Wiederholen Sie den Ablauf mehrmals hintereinander, um die Wirkung zu verstärken. Anschließend widmen Sie sich dem Punkt Bl52 und gehen wie oben vor.

Phonophorese

△ Kosmische Farben

Die genaue Anwendung der Methoden »Phonophorese« (→ Seite 48 f.) und »kosmische Farben« (→ Seite 50 f.) lesen Sie bitte auf den angegebenen Seiten nach.

Meer der Yin-Energie

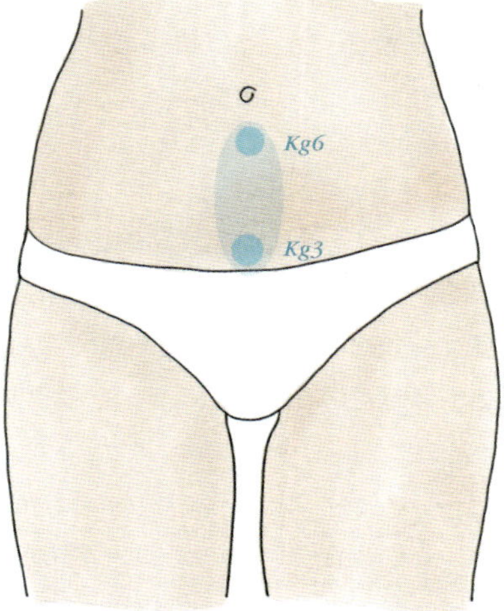

Zwei, drei und vier Fingerbreit unter dem Nabel auf gerader Linie zwischen Nabel und Schambein. In der TCM werden diese Punkte Konzeptionsgefäß (Kg) 3 bis 6 genannt.

Wirkung

Die Besonderheit der nachfolgenden Lustpunkte: Sie können Energie speichern und nach Bedarf abgeben. Sie ordnen hierbei den angemessenen und ausgleichenden Energiehaushalt als Grundlage von Wohlbefinden und Heilung. Das Stimulieren und Einschwingen dieser Lustpunkte stärkt Ihr Yin: Ihre Brust, Ihr Bauch und Ihr Becken können sich entspannen, Sie fühlen sich frei und empfänglich, vertrauensvoll und offen. So können Sie Ihre Sexualität befriedigend erleben und genießen. Sie wenden sich mehr und mehr dem Fühlen zu – mehr noch als bei anderen Lustpunkten macht das Einschwingen dieser Punkte Gefühle und Empfindungen bewusst, die für gewöhnlich unter der Oberfläche des Erlebens verborgen bleiben.

Behandeln Sie diese Punkte mindestens ein bis zwei Monate lang zweimal täglich, dies wirkt sich günstig auf die Einstellung zum Leben und persönlichen Wohlbefinden aus.

Akupressur

Allein

Um sich entspannt diesen Punkten widmen zu können, legen Sie sich am besten bequem auf den Rücken, die Beine ausgestreckt. Kommen Sie allmählich bei sich an, alles was im Außen ist, bleibt im Außen. Schließen Sie die Augen, atmen Sie einige Minuten tief ein und aus, denken Sie dabei an nichts oder an etwas Schönes.

Nun drücken Sie mit den Fingerkuppen einer Hand auf die Punkte Kg3 bis Kg6. Die freie Hand legen Sie entspannt auf eine andere Stelle Ihres Körpers. Während Sie allmählich den Druck erhöhen, atmen Sie tief in den Bauch ein, genau in die Stelle, an der Sie die Punkte bearbeiten. Sehr wohltuend fühlt es sich zudem an, wenn Sie druckvoll mit den Fingerspitzen leichte Wiegebewegungen machen.

Zu zweit

Die Vorgehensweise ist dieselbe wie bei der alleinigen Anwendung. Allerdings übernimmt nun die zweite Person das Drücken der Punkte Kg3 bis Kg6. Diese Punkte lassen sich am besten stimulieren, wenn Sie sich bequem auf den Rücken legen, Ihr Partner setzt sich dicht an Ihre linke Seite. Eine Hand wird unter das Kreuzbein gelegt, mit der anderen Hand werden wie oben beschrieben die Punkte mit den Fingerkuppen oder den Handballen geknetet. Fordern Sie den liegenden Partner auf, tief in Ihre Hand zu atmen. Der Druck darf nun behutsam erhöht werden und etwa zwei bis fünf Zentimeter tief in den Unterleib gepresst werden (drei bis fünf Minuten).

Moxibustion

Nähern Sie die glühende Spitze der Moxazigarre den Punkten Kg3 bis Kg6 auf ungefähr einen halben Zentimeter. Wenn ein deutliches Hitzegefühl wahrzunehmen ist, sollte dies augenblicklich kommuniziert und die Spitze kurz entfernt werden. Wiederholen Sie den Ablauf mehrmals hintereinander, um die Wirkung zu verstärken.

Phonophorese

Kosmische Farben

Die genaue Anwendung der Methoden »Phonophorese« (→ Seite 48 f.) und »kosmische Farben« (→ Seite 50 f.) lesen Sie bitte auf den angegebenen Seiten nach.

Göttlicher Gleichmut

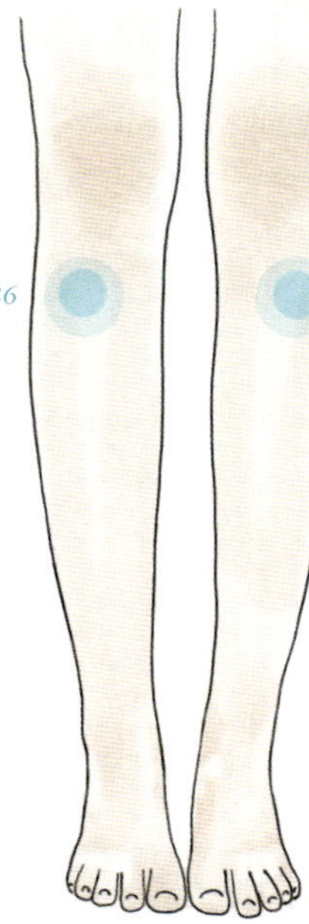

Vier Fingerbreit unter der linken und rechten Kniescheibe, außen in der Vertiefung zwischen Schienbein und vorderem Schienbeinmuskel. In der TCM werden diese Punkte Magen (Ma) 36 genannt.

Wirkung

Es handelt sich um wichtige Punkte in der Akupressur, da sie auf die Mitte des Körpers einwirken und somit bei der Stimulierung für die Aufrechterhaltung und die Aktivierung der Lebensenergie maßgeblich beteiligt sind. Er wird aus diesem Grund auch Harmonisierungspunkt genannt. Die Aktivierung dieser Punkte führt zu einer gelassenen und harmonischen Stimmung und zu einer grundlegenden positiven Einstellung dem Leben gegenüber. Erschöpfungsgefühle, Unruhe oder Stress können umgehend gelindert werden. Es kann sich ein wohliges Körpergefühl und eine tiefe Entspannung einstellen – damit öffnen sich die Tore für die Liebe.

Dieser Punkt Magen 36 ist ein absoluter Allrounder. Nutzen Sie seine positive Auswirkung auf Ihr Wohlbefinden.

Akupressur

Allein

Um sich entspannt diesen Punkten widmen zu können, setzen Sie sich bequem auf einen Stuhl. Kommen Sie allmählich bei sich an, alles was im Außen ist, bleibt im Außen. Sie dürfen sich nun Zeit für sich selbst nehmen, kommen in Ihrem Tempo zur Ruhe und lassen mehr und mehr los. Schließen Sie die Augen, atmen Sie einige Minuten tief ein und aus, denken Sie dabei an nichts oder an etwas Schönes.

Nun drücken Sie mit einem Finger Ihrer Wahl der linken Hand auf den Punkt Ma36 (links). Verfahren Sie genauso mit dem Punkt Ma36 rechts.

Zu zweit

Die Vorgehensweise ist dieselbe wie bei der alleinigen Anwendung. Allerdings übernimmt nun die zweite Person das Drücken der Punkte Ma36 links und rechts. Diese Punkte lassen sich am besten stimulieren, wenn Sie sich bequem auf den Rücken legen, Ihr Partner setzt sich dicht an Ihre linke Seite.

Moxibustion

Nähern Sie die glühende Spitze der Moxazigarre dem Punkt Ma36 links auf ungefähr einen halben Zentimeter. Wenn ein deutliches Hitzegefühl wahrzunehmen ist, sollte dies augenblicklich kommuniziert und die Spitze kurz entfernt werden. Wiederholen Sie den Ablauf mehrmals hintereinander, um die Wirkung zu verstärken. Anschließend auf der rechten Seite wiederholen.

Phonophorese

Kosmische Farben

Die genaue Anwendung der Methoden »Phonophorese« (→ Seite 48 f.) und »kosmische Farben« (→ Seite 50 f.) lesen Sie bitte auf den angegebenen Seiten nach.

Da diese Punkte leicht zu erreichen sind, empfiehlt es sich, diese über den gesamten Alltag verteilt immer wieder zu stimulieren. Dies kann ganz leicht und unauffällig auch im Büro, im Wartezimmer oder in der Straßenbahn geschehen.

Verbindung der drei Yin

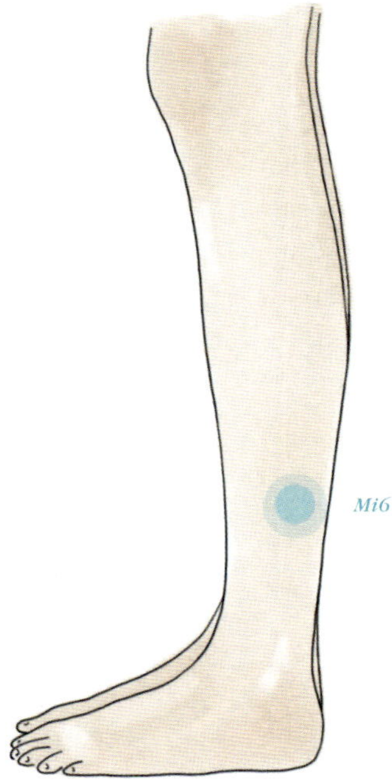

Vier Fingerbreit direkt am Bein, oberhalb des linken und rechten Innenknöchels. In der TCM werden diese Punkte Milz (Mi) 6 genannt.

Wirkung

In Mi6 kommen alle drei Yin-Leitbahnen des Fußes (Milz-, Leber- und Niere-Leitbahn) zusammen und können von hier aus beeinflusst werden. Die Aktivierung dieser Punkte harmonisiert die Sexualfunktion und stärkt das untere Energiefeld des Körpers. Der Geist beruhigt sich, Stress und Nervosität können gemindert werden, indem das Loslassen und »in Fluss kommen« gesteigert wird. Der Bewegungsablauf Ihres Körpers wird geschmeidiger, weicher und harmonischer.

Akupressur

Allein

Um sich entspannt diesen Punkten widmen zu können, setzen Sie sich bequem auf einen Stuhl. Kommen Sie allmählich bei sich an, alles was im Außen ist, bleibt im Außen, Sie dürfen sich nun Zeit für sich selbst nehmen, kommen in Ihrem Tempo zur Ruhe und lassen mehr und mehr los. Schließen Sie die Augen, atmen Sie einige Minuten tief ein und aus, denken Sie dabei an nichts oder an etwas Schönes.

Nun drücken Sie mit einem Finger Ihrer Wahl der linken Hand auf den Punkt Mi6 (links). Verfahren Sie genauso mit dem Punkt Mi6 rechts.

Zu zweit

Die Stimulierung dieser Punkte eignet sich optimal als Partnerübung. Legen Sie sich bequem auf den Rücken, Ihr Partner setzt sich dicht an Ihre linke Seite, in Höhe Ihrer Füße. Kommen Sie allmählich bei sich an, alles was im Außen ist, bleibt im Außen. Sie dürfen sich nun Zeit für sich selbst nehmen, kommen in Ihrem Tempo zur Ruhe und lassen mehr und mehr los. Schließen Sie die Augen, atmen Sie einige Minuten tief ein und aus, denken Sie dabei an nichts oder an etwas Schönes.

Nun übernimmt Ihr Partner das Drücken der Punkte Milz 6 links und rechts mit einem Finger seiner Wahl.

Moxibustion

Der Partner nähert sich mit der glühenden Spitze der Moxazigarre dem Punkt Mi6, erst links und dann rechts, auf ungefähr einen halben Zentimeter. Wenn ein deutliches Hitzegefühl wahrzunehmen ist, sollte dies augenblicklich kommuniziert und die Spitze kurz entfernt werden. Wiederholen Sie den Ablauf mehrmals hintereinander, um die Wirkung zu verstärken.

Phonophorese

Kosmische Farben

Die genaue Anwendung der Methoden »Phonophorese« (→ Seite 48 f.) und »kosmische Farben« (→ Seite 50 f.) lesen Sie bitte auf den angegebenen Seiten nach.

Die Stimulation dieser Energiepunkte Milz 6 fördert Ihre Empfindsamkeit für die Geschenke des Lebens (und der Liebe).

Mächtiger Wasserlauf

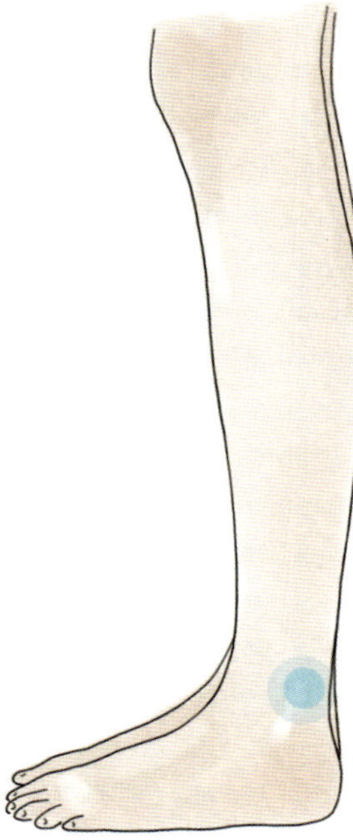

In der Mitte zwischen Innenknöchel und Achillessehne. An dieser Stelle ist meist ein leichter Puls spürbar. In der TCM werden diese Punkte Niere (Ni) 3 genannt.

Wirkung

Nach Ansicht der TCM speichert die Niere die »Lebensessenz«, also sozusagen die Lebenskraft. Die Punkte des Nierenmeridians Ni3 links und rechts stabilisieren die Sexualfunktion und stärken zudem die Vitalität, die sexuelle Kraft im Lendenbereich und die Potenz. Die Niere fördert zudem Ihr harmonisches Gleichgewicht im Innen wie im Außen.

Akupressur

Allein

Setzen Sie sich bequem auf einen Stuhl, kommen Sie allmählich bei sich an. Nehmen Sie sich Zeit, schließen Sie die Augen, atmen Sie einige Minuten tief ein und aus, denken Sie dabei an nichts oder an etwas Schönes.

Nun drücken Sie mit einem Finger Ihrer Wahl der linken Hand auf den

Punkt Ni3 (links). Verfahren Sie genauso mit dem Punkt Ni3 rechts.

Zu zweit

Die Stimulierung dieser Punkte eignet sich optimal als Partnerübung.

Legen Sie sich bequem auf den Rücken, Ihr Partner setzt sich dicht an Ihre linke Seite, in Höhe Ihrer Füße. Kommen Sie allmählich bei sich an, alles was im Außen ist, bleibt im Außen. Sie dürfen sich nun Zeit für sich selbst nehmen, kommen in Ihrem Tempo zur Ruhe und lassen mehr und mehr los. Schließen Sie die Augen, atmen Sie einige Minuten tief ein und aus, denken Sie dabei an nichts oder an etwas Schönes.

Nun übernimmt Ihr Partner das Drücken der Punkte Ni3 links und Ni3 rechts mit einem Finger seiner Wahl.

Moxibustion

Der Partner nähert sich mit der glühenden Spitze der Moxazigarre dem Punkt Ni3, erst links und dann rechts, auf ungefähr einen halben Zentimeter. Wenn ein deutliches Hitzegefühl wahrzunehmen ist, sollte dies augenblicklich kommuniziert und die Spitze kurz entfernt werden. Wiederholen Sie den Ablauf mehrmals hintereinander, um die Wirkung zu verstärken.

Phonophorese

△ Kosmische Farben

Die genaue Anwendung der Methoden »Phonophorese« (→ Seite 48 f.) und »kosmische Farben« (→ Seite 50 f.) lesen Sie bitte auf den angegebenen Seiten nach.

Regulieren Sie Ihr körperliches Gleichgewicht mit diesen Punkten (z. B. die Harmonisierung Ihres Säure-Basen-Haushalts).

Wir möchten Ihnen im Folgenden weitere stimmige Methoden vorstellen, die sich über einen langen Zeitraum bewährt haben. Diese können Ihnen vielleicht im ersten Moment »einfach« erscheinen, jedoch erweisen sie sich als sehr wirkungsvoll. Entweder setzen Sie diese einzeln oder auch gebündelt (als Mix aus verschiedenen Methoden) ein. Ihre individuelle Zusammenstellung kann die Wirkung sogar erhöhen, und einzelne Praktiken ergänzen sich miteinander. Ihrer Kreativität sind hierbei keinerlei Grenzen gesetzt:

Richtig ist, was Ihnen gefällt und guttut.

PRAXISTEIL II

Ergänzende liebevolle Anwendungen

Hotspots – Landkarte zu erogenen Zonen

Auf schmerzende oder verkrampfte Körperregionen legen wir unwillkürlich unsere Hand auf, um Blockaden zu lösen oder Verzerrungen zu bearbeiten. Wir streicheln, reiben, massieren oder verharren in Stille mit aufgelegter Hand – rein intuitiv machen wir das, was angenehm ist. Und genau diesen Instinkten folgen wir auch, wenn wir uns an den »Hotspots« berühren, an Stellen also, die unser Blut in Wallung bringen.

Neben den detailliert beschriebenen Einzelpunkten ist ein Einbeziehen dieser Hotspots immer sinnvoll und luststeigernd, entweder als Appetitanreger, als sinnlicher Zwischengang oder auch als Dessert. Probieren Sie aus, was Ihnen am besten schmeckt!

Wir orientieren uns in der Reihenfolge der erogenen Zonen am natürlichen Fluss der Meridiane: Yin (das Weibliche) fließt von unten nach oben, Yang (das Männliche) fließt von oben nach unten. Spirituell ausgedrückt, können wir hierfür ein wundervolles Bild finden: Mutter Erde (das Weibliche = Yin) verbindet sich mit Vater Himmel (das Männliche = Yang). Finden Sie die für Sie passenden Lustpunkte, ganz egal ob aus dem männlichen oder aus dem weiblichen Bereich.

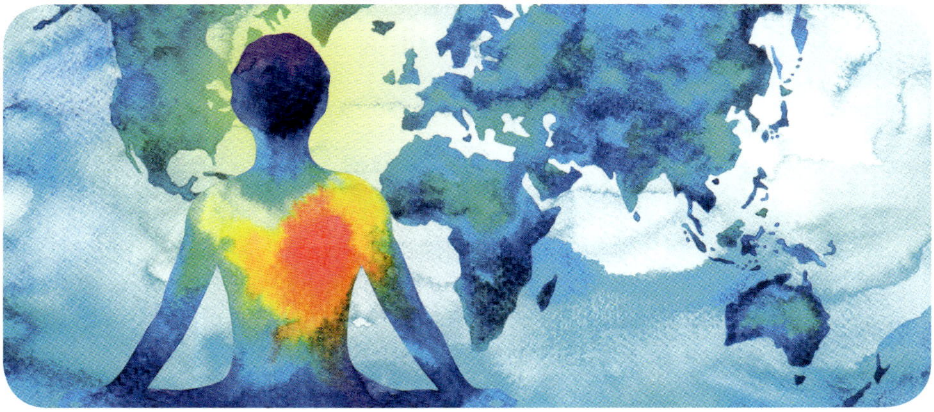

Die Hotspots der Frau

Der Ballen des großen Zehs

Hier befindet sich laut chinesischem Tao ein Nierenpunkt, der die Ausschüttung von Sexualhormonen steuert. Durch leichtes und mehrmaliges Drücken stimulieren Sie diesen luststeigernden Impulsgeber.

Die Zehen

Wie die Finger sind die Zehen sehr empfänglich für Liebkosungen. Durch sanftes Kneten jeder einzelnen Zehe oder Liebkosungen mit den Lippen steigert sich das Empfinden und macht Wunsch auf mehr.

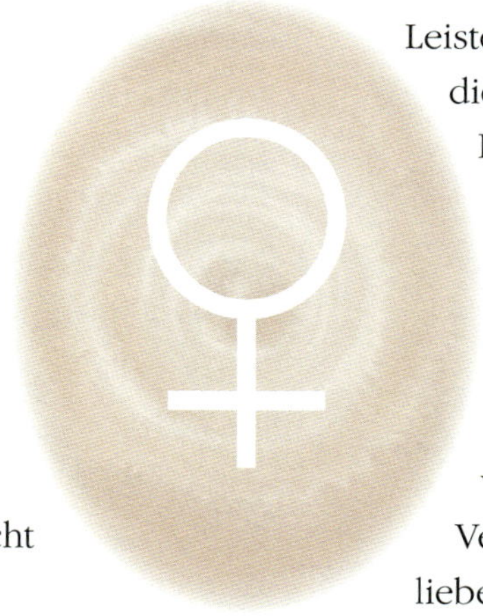

Die Kniekehlen

Dieser Hotspot vereint das Loslassen von Blockaden (in den Kniekehlen lagert sich oft unser »Seelenmüll« ab) mit dem Wunsch, neue lustvolle Wege zu gehen. Hier bietet sich sanftes Streicheln mit Finger, Stimmgabel oder Feder wie auch leichtes Küssen an.

Region Übergang der Beininnenseite bis hin zur Leistengegend

Reizvoll ist hier leichtes Küssen oder das Streicheln (auch mit einer Feder) vom Bein aufsteigend in Richtung Schamgegend. Als enorm anregend wird die kreisende Bewegung (mit nur einem Finger) entlang des Leistenbereichs empfunden, diese bezeichnen wir als Linie der Lust. Das Luststeigernde liegt manchmal übrigens auch darin, die Mitte auszusparen. Oder: Sie beziehen den Bereich der weiblichen Vagina, den Venushügel oder G-Spot liebevoll und erregend mit ein. Ihrer Fantasie sind dabei keine Grenzen gesetzt.

Solarplexus (drittes Chakra)

Der Solarplexus (das Sonnengeflecht), ist ein Nervenknotenpunkt, der auch als drittes Chakra bekannt ist. Sie finden diesen Bereich ganz einfach zwei Fingerbreit über dem

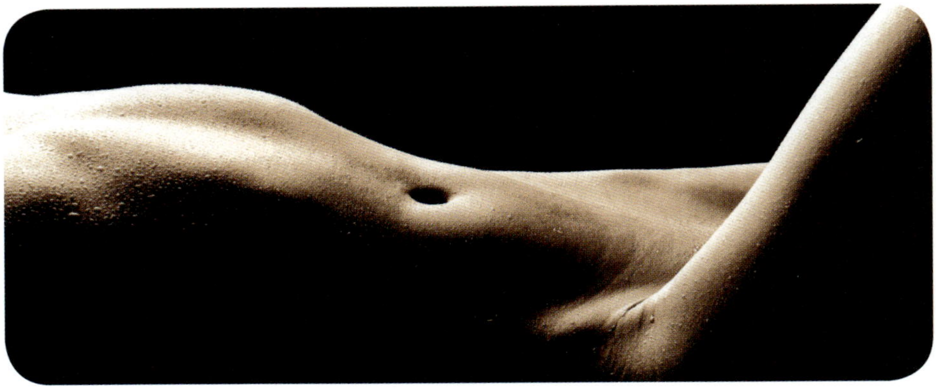

Bauchnabel. Zärtliche Berührungen werden von hier direkt ins limbische System, das emotionale Zentrum unseres Gehirns, weitergeleitet. Sanftes Umkreisen dieser Region sorgt zudem für eine ganzkörperliche Entspannung, vor allem auch der Bauchmuskulatur.

Die Hände

Unsere Finger sind nicht nur das Werkzeug für Streicheleinheiten beim Geben, sondern sie sind auch beim Nehmen hoch empfänglich. Hierzu eine erotische Variante: Tauchen Sie die Finger Ihres Partners in Schokolade, Honig oder eine Flüssigkeit Ihrer gemeinsamen Wahl (z. B. Sekt oder Champagner). Und nun Finger für Finger genüsslich ablecken! Fühlen Sie, wie sich die erotische Ausstrahlung in Ihrem Körper ausbreitet.

Die Innenseite der Unterarme

Diese Region des weiblichen Körpers ist sehr empfindsam und empfänglich für Berührungen und Liebkosungen aller Art. Sensitives aufsteigendes Streicheln bis hin zu zarten Kratzbewegungen in Richtung Herz und Brust können wohlige Schauer der Lust auslösen.

Haare und Kopfhaut

Kopfhaut und Haare wirken wie Antennen: Jede Berührung wird mehrfach verstärkt wahrgenommen, weil sich der Druck auf die Haarwurzeln über die ganze Kopfhaut ausbreitet. Sanftes bis forderndes Streicheln mit den Fingerspitzen, beginnend bei der Stirn in Richtung Nacken, unterstützt die erotisierende Wirkung enorm und verschafft ein Gefühl der Ausgeglichenheit.

Die Hotspots des Mannes

Die Ohren

Knabbern Sie an seinen Ohrläppchen, streichen Sie hinter der Ohrmuschel entlang und testen Sie, wie prickelnd und erotisierend er Ihre Finger- und Zungenspiele findet.

Der Nacken

Hier empfehlen wir zartes bis forderndes Kraulen, auch zarte Bisse in der Nackengegend können stimulierende Impulse auslösen. Angeborenes Triebverhalten weckt in der Folge den Tiger im Mann.

Lippen und Mund

Lippen und Mund stecken (wie bei der Frau) voller Nervenzellen, die sich nach Berührung durch Küssen, Knabbern oder Streicheln geradezu sehnen. Ausgiebiges Liebkosen ist ein Muss (bei Mann und Frau). Lassen Sie die erotische Wahrnehmung genussvoll durch Ihr gesamtes Körperland gleiten. Probieren Sie auch hier, was sich gut anfühlt.

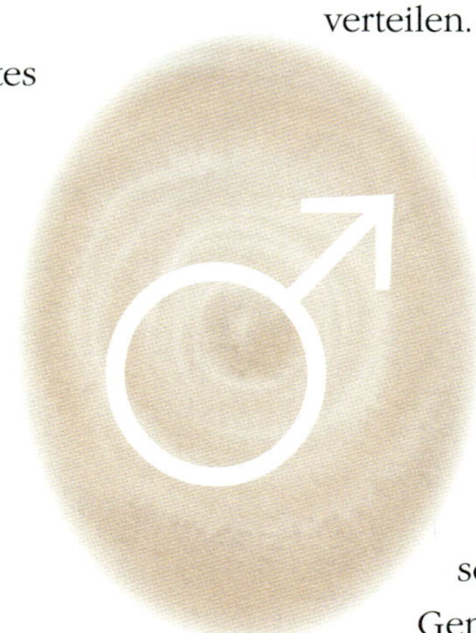

Die Brustwarzen

Die Brustwarzen sind hocherogen, Männer (wie Frauen) landen durch zärtliches Saugen und liebevolles Kneifen verzückt im siebten Sex-Himmel, wohlige Entspannung und prickelnde Lust kann sich dadurch im gesamten Körperland verteilen.

Der Genitalbereich

Zu diesem erotischen Hotspot gehört nicht nur der Penis, sondern auch Hoden, Damm und der Bereich zwischen Bauchnabel und Genitalien. Widmen Sie sich dieser erogenen Zone ausgiebig mit Streicheln, Kraulen, Küssen oder Lecken, es lohnt sich!

Der Po

Jeder Po ist nicht nur Objekt der Begierde, sondern auch eine erogene Zone. Es lässt keinen Mann kalt, wenn Sie sich liebevoll seiner Rückseite widmen.

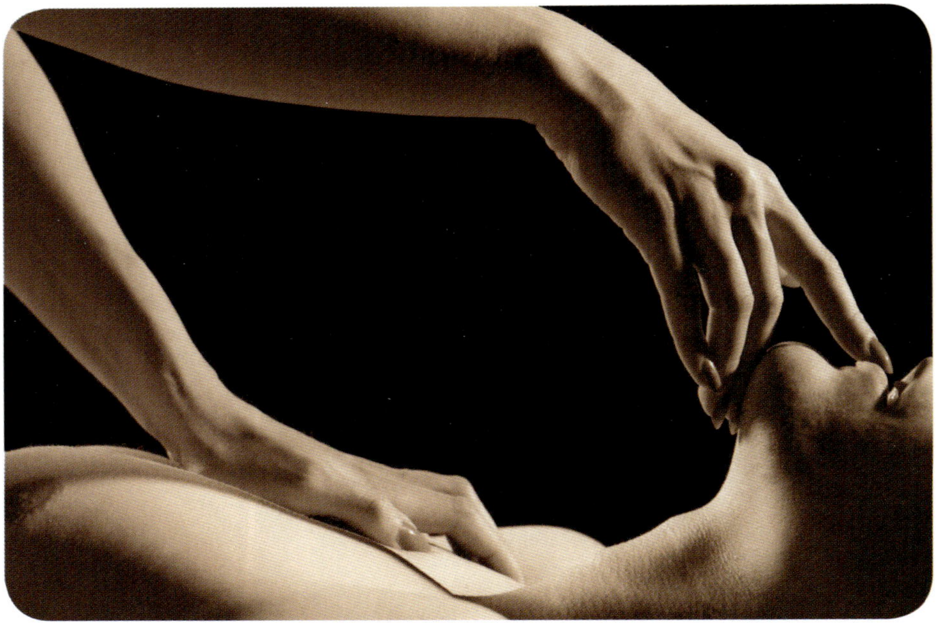

Die Oberschenkel

Männliche Oberschenkel sind ebenso sensibel wie die weiblichen, vor allem an den Innenseiten. Sanftes Streicheln, aber auch kräftigere Berührungen machen ihm schnell Lust auf mehr.

Die Füße und Zehen

Füße und Zehen sind ähnlich erogene Zonen wie die Hände und Finger. In der Badewanne lassen sie sich für beide Seiten besonders gut und entspannt entdecken, liebevoll streicheln und liebkosen.

Im Grunde ist es nicht notwendig, zwischen weiblich und männlich zu trennen, denn für jeden gilt, in sich beide Anteile zunächst zu erkennen und daraus ein ausgeglichenes Verhältnis zwischen den beiden polaren Kräften zu erlangen. Nun kann sich das Gefühl von innerer Mitte ausdehnen und verbreiten.

Jin Shin Jyutsu – die Lusttore öffnen

Die Grundlagen des Jin Shin Jyutsu sind jahrtausendealt. Sie basieren auf altem japanischem Wissen, das in der Neuzeit von Jiro Murai wiederentdeckt und entschlüsselt und schließlich durch Mary Burmeister in Amerika und Europa verbreitet wurde. Jin Shin Jyutsu heißt übersetzt: Die Kunst des Schöpfers durch den wissenden (sich selbst erkennenden) Menschen.

Ziel ist dabei immer die Harmonisierung der Lebensenergie im Körper. Jin Shin Jyutsu gilt als mühelos anwendbare Heilkunst an den Energiepunkten des Körpers, den sogenannten Energieschlössern. Diese 26 Schlüsselzonen funktionieren wie Energieschleusen, sie agieren sozusagen als Kreuzungspunkte für verschiedene Energieströme.

Das Balancing erfolgt ohne Druck, Pressen oder Massage, nur durch Auflegen der Hände auf das entsprechende Energieschloss. So wird es zum Pulsieren gebracht, was nach zwei bis fünf Minuten meist deutlich spürbar ist (auch durch die Kleidung hindurch).

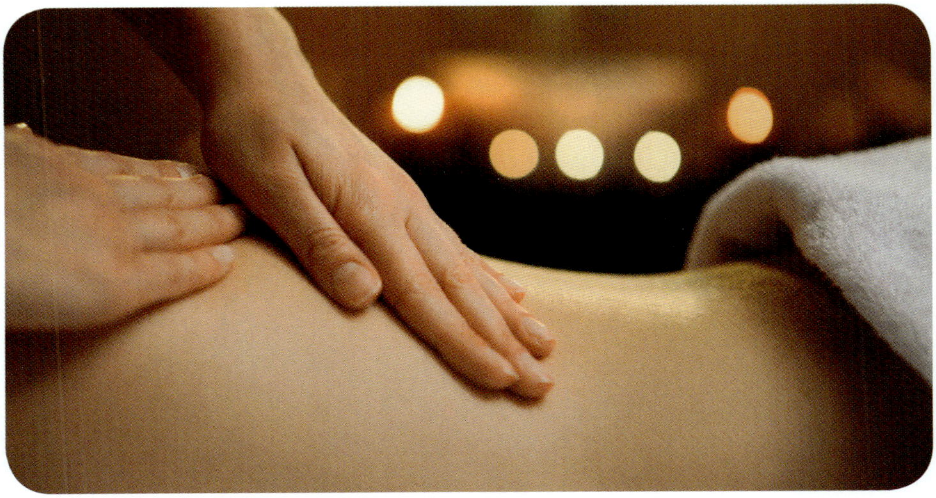

Energieschloss 2 – Lebenskraft, Weitblick und Weisheit

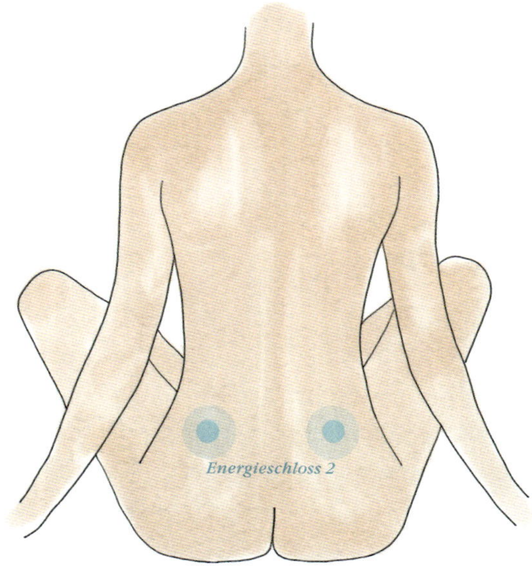

Auf der Körperrückseite links und rechts auf dem oberen Rand des Hüftknochens.

Wirkung

Beim Strömen von Energieschloss 2 entfaltet sich die Energie vor allem im Beckenbereich, der Sitz des Wurzel- und Sakralchakras. Hier ist das eigene Leben verwurzelt wie auch die Kraft des individuellen Selbstausdrucks. Das Strömen von Energieschloss 2 lässt wärmende Lebenskraft aufsteigen, die Ihnen das Gefühl von Freiheit und Individualität, von wärmender Geborgenheit und tief empfundener Selbstannahme vermittelt. Es hilft dabei, sich aufzurichten, damit die Energie frei von den Beinen aufwärts in den Rücken fließen kann. Es dient als Unterstützung »aufrecht durch das Leben gehen zu können«, dadurch lassen Sie sich weniger von außen beeinflussen oder sogar manipulieren. Sie können sich selbst und andere besser annehmen und erhalten eine klare Sicht auf die Dinge. Sie fühlen sich verwurzelt und geerdet und sind gleichzeitig offen für äußere Impulse.

Strömen des Energieschlosses

Allein

Reiben Sie zunächst Ihre Hände aneinander, damit Wärme und Energie entstehen kann. Halten Sie Ihre Hände unter fließend warmes Wasser, so werden diese erwärmt, und gleichzeitig kann das Wasser Angestautes abspülen.

Um sich entspannt diesem Energieschloss widmen zu können, setzen Sie sich am besten bequem auf einen Stuhl. Kommen Sie allmählich bei sich an, alles was im Außen ist, bleibt im Außen, Sie dürfen sich nun Zeit für sich selbst nehmen, kommen in Ihrem Tempo zur Ruhe und lassen mehr und mehr los. Achten Sie auf eine weiche Unterlage und auf eine angenehme Raumtemperatur. Schließen Sie die Augen, atmen Sie einige Minuten tief ein und aus, und denken Sie dabei an nichts oder an etwas Schönes.

Legen Sie nun die Fingerspitzen oder die Handinnenfläche der rechten Hand leicht auf den rechten Energiepunkt und gleichzeitig die linken Fingerspitzen oder die Handinnenfläche der linken Hand leicht auf den linken Energiepunkt. Strömen Sie so mindestens zwei bis fünf Minuten lang dieses Energieschloss, bis Sie ein leichtes Pulsieren wahrnehmen.

Zu zweit

Das Energieschloss 2 lässt sich am besten strömen, wenn Sie sich bequem auf den Bauch legen und Ihr Partner sich dicht an Ihre Seite setzt. Die Vorgehensweise ist dieselbe wie bei der alleinigen Anwendung.

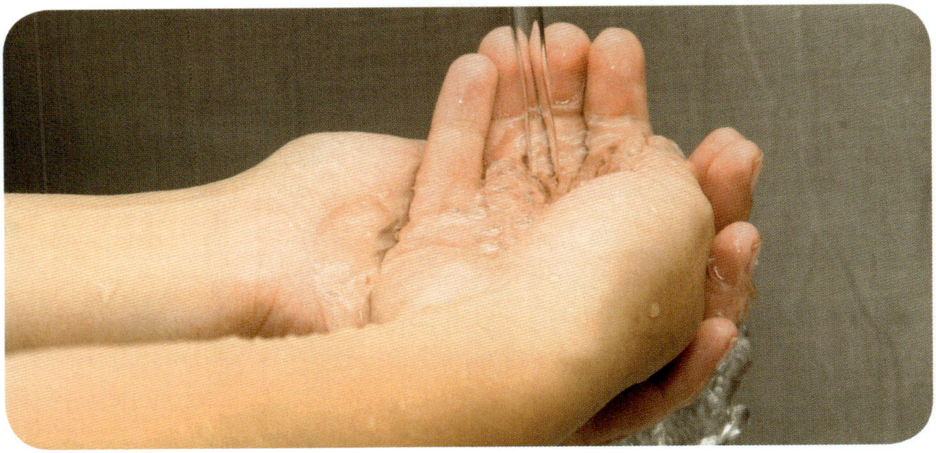

Energieschloss 8 – Stärke, Frieden und Rhythmus

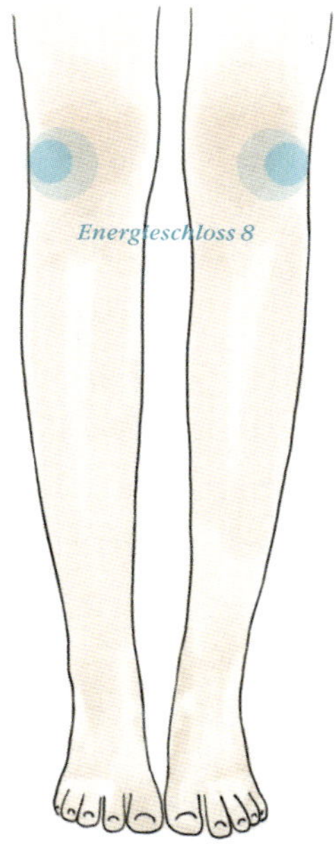

Auf der Außenseite des linken und rechten Knies, neben der starken Außensehne.

Wirkung

Das Strömen von Energieschloss 8 reguliert den Muskeltonus und bringt dadurch Entspannung. Dadurch kommen Sie in Ihre eigene Stärke und in Ihren Rhythmus. Es ist der »Magier«, der daran erinnert, unendliche Möglichkeiten der Entfaltung zu erleben und Ihre Intuition anzuregen. Durch den Bezug von Energieschloss 8 zum Becken fördert das Strömen auch die liebevolle Öffnung der Beckengegend.

Strömen des Energieschlosses

Allein

Reiben Sie zunächst Ihre Hände aneinander, damit Wärme und Energie entstehen kann. Halten Sie Ihre Hände unter fließend warmes Wasser, so werden diese erwärmt, und gleichzeitig kann das Wasser Angestautes abspülen.

Um sich entspannt diesem Energieschloss widmen zu können, setzen Sie sich am besten bequem auf einen Stuhl. Kommen Sie allmählich bei sich an, alles was im Außen ist, bleibt im Außen. Sie dürfen sich nun Zeit für sich selbst nehmen, kommen in Ihrem Tempo zur Ruhe und lassen mehr und mehr los. Achten Sie auf eine weiche Unterlage und auf eine angenehme Raumtemperatur. So kann tiefe Entspannung gelingen. Schließen Sie die Augen, atmen Sie einige Minuten tief ein und aus, denken Sie dabei an nichts oder an etwas Schönes.

Legen Sie nun die Fingerspitzen oder die Handinnenfläche der rechten Hand leicht auf die rechte Knieaußenseite, gleichzeitig die linken Fingerspitzen oder die Handinnenfläche der linken Hand leicht auf die linke Knieaußenseite. Strömen Sie so mindestens zwei bis fünf Minuten dieses Energieschloss, bis Sie ein leichtes Pulsieren spüren.

Zu zweit

Das Energieschloss 8 lässt sich bevorzugt strömen, wenn Sie sich bequem auf den Rücken legen und Ihr Partner sich dicht an Ihre linke Seite setzt. Die Vorgehensweise ist dieselbe wie in der alleinigen Anwendung.

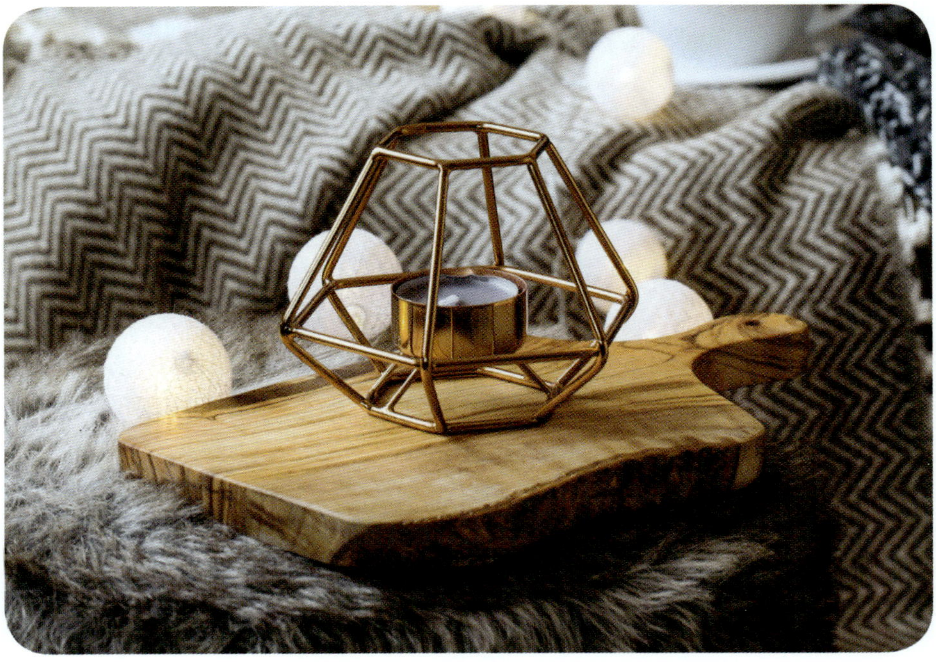

Energieschloss 15 – Freude, Lachen, Glücklichsein

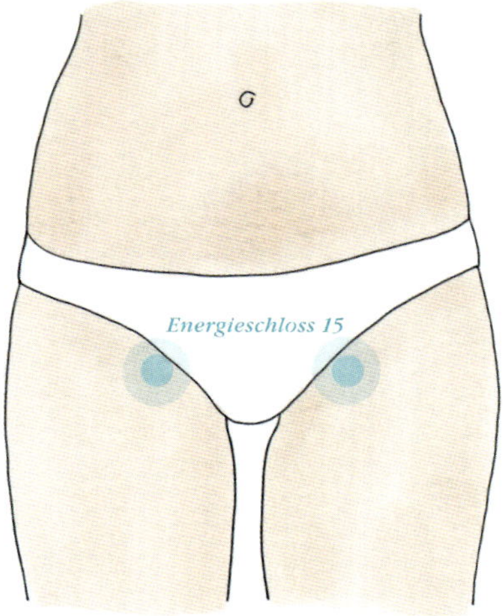

Auf der linken und rechten Leistenbeuge, neben dem Schambein.

Wirkung

Das Strömen von Energieschloss 15 ist ein wahrer Freudebringer, denn die Fähigkeit, Lachen und Freude in Ihr Leben zu lassen, wird dadurch gesteigert. Es fällt Ihnen leichter, sich an neue Situationen anzupassen und Ballast abzuwerfen. Strömen Sie dieses Energieschloss täglich, und Sie werden eine wahre Bereicherung in Ihrem Wohlbefinden spüren, denn eine östliche Weisheit besagt: »Das Lächeln, welches du aussendest, kehrt tausendfach zu dir zurück.«

Strömen des Energieschlosses

Allein

Reiben Sie zunächst Ihre Hände aneinander, damit Wärme und Energie entstehen kann. Halten Sie Ihre Hände unter fließend warmes Wasser, so werden diese erwärmt und gleichzeitig kann das Wasser Angestautes abspülen.

Um sich entspannt diesem Energieschloss widmen zu können, legen Sie sich bequem hin. Kommen Sie allmählich bei sich an, alles was im

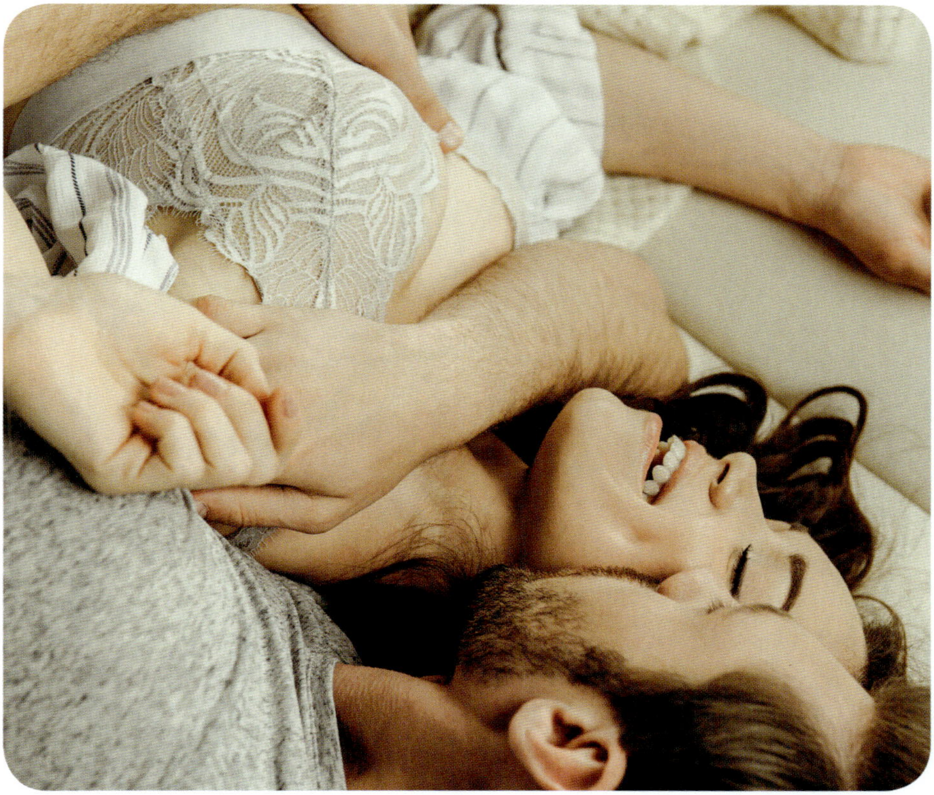

Außen ist, bleibt im Außen. Sie dürfen sich nun Zeit für sich selbst nehmen, kommen in Ihrem Tempo zur Ruhe und lassen mehr und mehr los. Achten Sie auf eine weiche Unterlage und auf eine angenehme Raumtemperatur. So kann tiefe Entspannung gelingen. Schließen Sie die Augen, atmen Sie einige Minuten tief ein und aus, und denken Sie dabei an nichts oder an etwas Schönes.

Legen Sie nun die Fingerspitzen oder die Handinnenfläche der rechten Hand leicht auf die rechte Leiste, gleichzeitig die linken Fingerspitzen oder die Handinnenfläche der linken Hand leicht auf die linke Leiste. Strömen Sie so mindestens zwei bis fünf Minuten dieses Energieschloss, bis Sie ein leichtes Pulsieren spüren.

Zu zweit

Das Energieschloss 15 lässt sich bevorzugt strömen, wenn Sie sich bequem auf den Rücken legen und Ihr Partner sich dicht an Ihre linke Seite setzt. Die Vorgehensweise ist dieselbe wie bei alleiniger Anwendung.

Massage – die wohltuende Energie, die aus den Händen strömt

»Lass nie zu, dass du jemandem begegnest,
der nicht nach der Begegnung mit dir glücklicher ist.«
Mutter Teresa

Die energetische Massage ist ebenfalls eine sinnliche Erfahrung. Hier können Sie erfühlen, wie (sexuelle) Energie fließen und miteinander ausgetauscht werden kann. Dabei geht es nicht nur um eine eindeutig erotische Massage, sondern vielmehr um die Übertragung universeller Energie. Durch eine energetisierende Massage fühlen Sie sich verbundener und viel lebendiger. Im Annehmen und Fallenlassen steigern Sie Ihr Vertrauen und stellen zudem fest, welch ein großes Geschenk es ist, (sexuelle) Lebenskraft mit einem Partner teilen zu können.

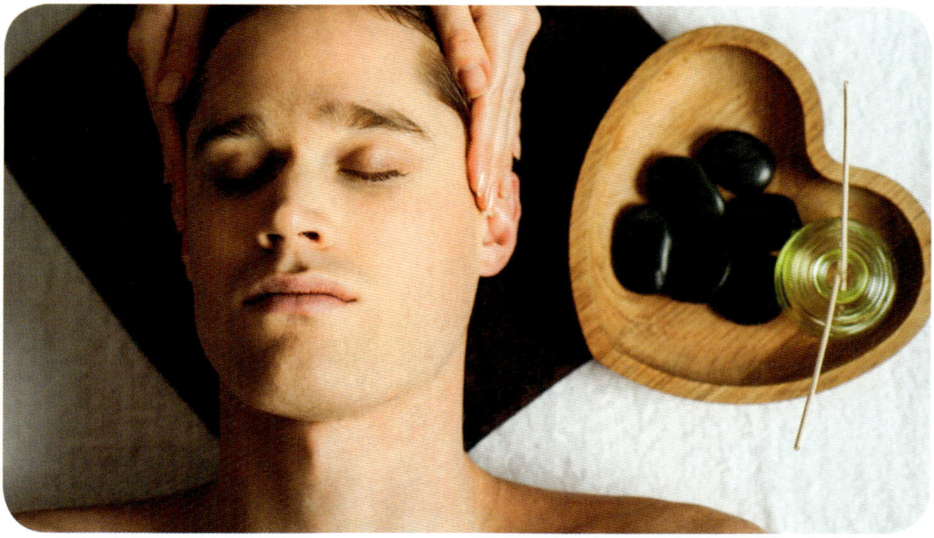

Die Vorbereitung

Reiben Sie zunächst Ihre Hände aneinander, damit Wärme und Energie entstehen kann. Muskeln können sich nur bei Wärme entspannen, bei Kälte hingegen ziehen sie sich zusammen. Achten Sie während der Massage darauf, dass Sie den Körperkontakt nicht unterbrechen, und lassen Sie immer mindestens eine Hand auf dem Körper des Partners. Halten Sie Ihre Hände unter fließend warmes Wasser, so werden diese erwärmt und gleichzeitig kann das Wasser Angestautes abspülen. Bedenken Sie: Wenn Sie eine Massage geben, teilen Sie Ihre Energie und auch Ihre Gefühle mit Ihrem Gegenüber. Achten Sie auf eine weiche Unterlage und auf eine angenehme Raumtemperatur. So kann tiefe Entspannung gelingen.

Wenn Sie möchten, können Sie zur Massage zusätzlich ein passendes Öl und/oder einen Duft verwenden (→ hierzu Kapitel »Aphrodisiaka – betörende Düfte liegen in der Luft« ab Seite 109).

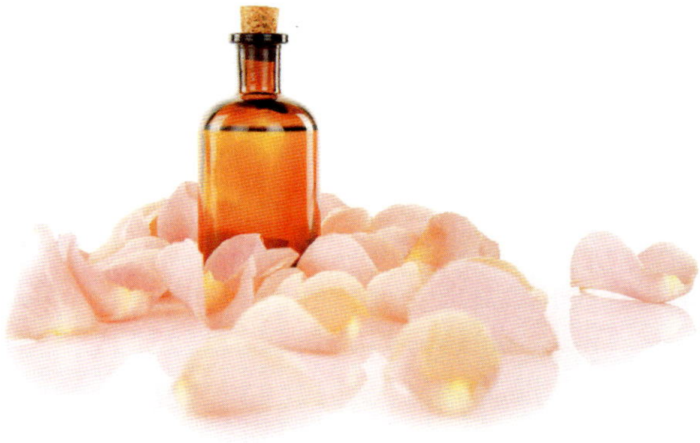

Kopfmassage

Eine Kopfmassage löst Verspannungen und Blockaden, auch im Nackenbereich, und ist eine wohltuende Streicheleinheit für Körper und Seele.

Setzen Sie zunächst die Fingerkuppen auf die Kopfhaut auf, und bewegen Sie diese in kleinen kreisenden Bewegungen und mit leichtem Druck, beginnend vom Haaransatz, über den Kopfbereich zum Hinterkopf. Hierzu gehört auch das kreisförmige Massieren der Schläfen mit zwei Fingern.

Oder: Sie streichen sanft mit gespreizten Fingerspitzen (wie ein Kamm) über den Kopf, von der Stirn in Richtung Nacken. Dabei können Sie nach und nach den Druck erhöhen.

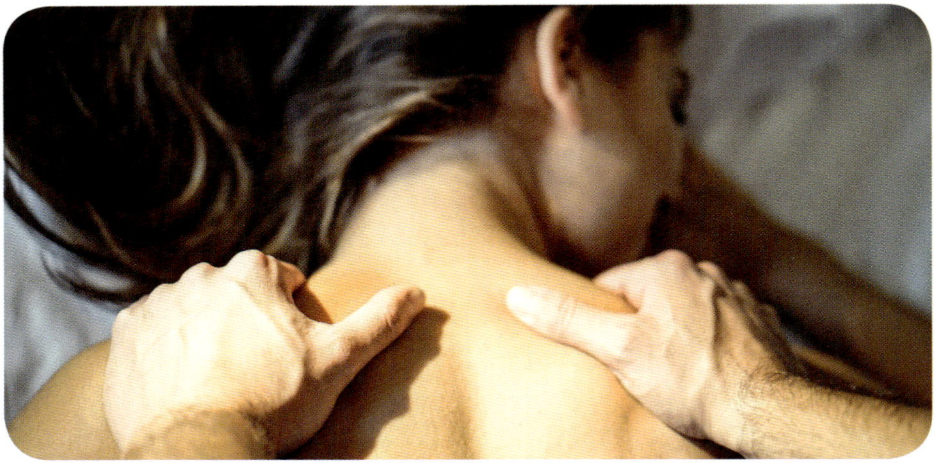

Rückenmassage

Tröpfeln Sie sich etwas Öl in die Handfläche, und verreiben Sie dieses. So fühlt sich das angewärmte Öl angenehmer auf der Haut an. Beginnen Sie nun mit langen Streichbewegungen links und rechts der Wirbelsäule, den kompletten Rücken entlang. Wichtig dabei ist, dass Sie die Muskeln massieren – bitte niemals fest auf die Wirbelsäule drücken. Schließen Sie nun Ihre Augen, folgen Sie Ihrer Intuition, und massieren Sie einzelne Regionen. Hier können Sie entweder mit dem Daumen kreisende Bewegungen auf dem Rücken durchführen, oder Sie nutzen den Daumenballen, um mehr Druck ausüben zu können.

Hand- und Fußmassage

Tröpfeln Sie sich etwas Öl in die Handfläche, und verreiben Sie dieses. So fühlt sich das angewärmte Öl angenehmer auf der Haut an. Ziehen Sie nun sanft an jedem einzelnen Finger bzw. Zehen, gleiten Sie mit den Fingern durch die Zwischenräume, und drücken Sie kreisend mit dem Daumen jeweils unterhalb der Finger bzw. Zehen auf den Hand-/Fußballen. Anschließend können Sie die Handinnenfläche bzw. den Hohlraum des Fußes (kräftig) mit dem Daumen massieren.

Yoga – die Kunst der Bewegung im Fluss des Lebens

Viele Menschen verbinden mit »Yoga« entweder Gesundheit und Fitness oder anmutig wirkende Körperstellungen und Entspannung. Das stimmt auch, aber Yoga umfasst noch viel mehr. Das Wort »Yoga« kommt aus dem indischen Sanskrit und bedeutet »Einheit, Harmonie«. Mit Yoga bewirken Sie die Harmonisierung von Körper, Geist und Seele. Sie führt zu einer Bewusstwerdung der ursprünglichen Einheit und Verbundenheit mit dem gesamten Kosmos. Yoga umfasst die Techniken, um diese Einheit zu erreichen. So erhalten Sie mehr Lebensqualität, Ausgeglichenheit und Energie – die Grundvoraussetzung für einen freien Fluss der Lebens- und Liebesenergie.

Wie führe ich Yoga richtig durch?

Achten Sie darauf, dass Ihr Körper angenehm warm ist und Sie für sich eine bequeme Unterlage zur Verfügung haben. Im Folgenden wollen wir Ihnen fünf stimulierende Übungen (sogenannte Asanas) mit der richtigen Atmung (Pranayama genannt) anbieten. Diese beziehen Ihre Beckengegend bzw. Ihren Beckenboden mit ein, um Ihr sexuelles Empfinden zu stimulieren und zu steigern. Die meisten Lustnerven befinden sich nämlich nicht etwa im Intimbereich, sondern vielmehr im umliegenden Beckenboden.

Ist es nicht mal eine inspirierende Idee, wenn Ihr Partner Ihnen die Yoga-Übungen vorliest und Sie sich so bewegen, wie es Ihnen angesagt wird? So finden Sie gemeinsam, vielleicht sogar im anschließenden Wechsel, zueinander und schenken dem Partner und dessen Körper liebevolle Aufmerksamkeit.

Stärkung der Beckenboden-muskulatur: »Schneidersitz«

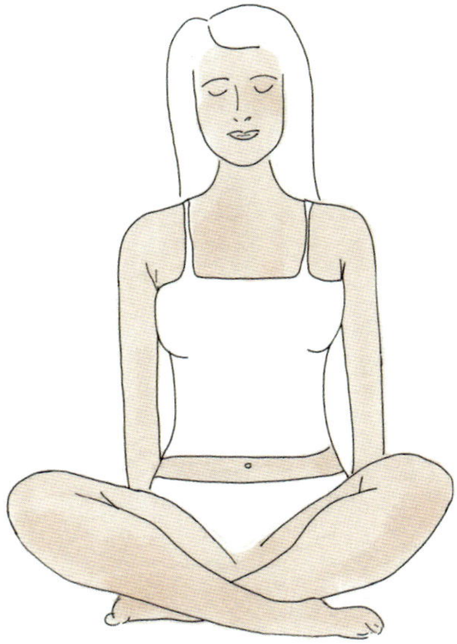

Setzen Sie sich im Schneidersitz aufrecht auf Ihre Unterlage, schließen Sie die Augen, und lassen Sie Ihren Atem gleichmäßig fließen, achten Sie darauf, dass Ihr Ein- und Ausatmen gleich lange andauert.

Legen Sie Ihre Hände mit dem Handrücken zum Boden unter Ihren Po. Versuchen Sie jetzt mehrmals, die Höcker mithilfe der Beckenbodenmuskulatur zusammenzuziehen. Atmen Sie in der Entspannungsphase ein- und beim Anspannen aus. Wiederholen Sie diese Übung mehrmals hintereinander.

Wirkung

Mehr Muskeln – mehr Lust! Kräftigere und besser durchblutete Beckenbodenmuskeln sorgen dafür, dass der Fluss der Lebensenergie zunimmt. Zudem verstärkt sich die Muskulatur im Brust-, Hüft-, Rücken- und Bauchbereich, so kann Ihr Atem freier fließen. Ihr Herzchakra öffnet sich und verhilft Ihnen zu mehr Fröhlichkeit und mindert Ängste und den Alltagsstress. Um neue Energie für Geist und Körper aufzunehmen, verweilen Sie einige Zeit ruhig im Schneidersitz.

Stärkung der Bewegungsfreiheit: »Beinstrecker«

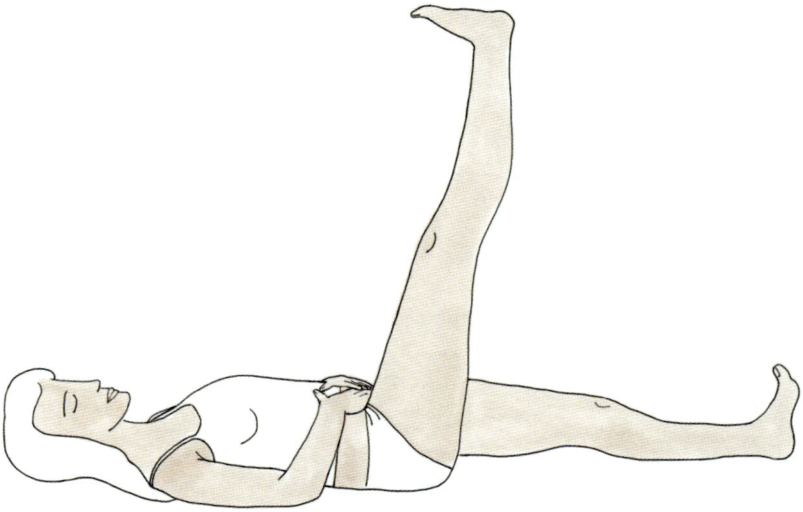

Legen Sie sich auf den Rücken, und atmen Sie tief ein. Beim Ausatmen strecken Sie ein Bein mit angezogenen Fußspitzen senkrecht nach oben, und ziehen Sie es so weit wie möglich zum Körper. Das andere Bein bleibt dabei ausgestreckt auf dem Boden, die Fußspitzen sind auch hier angezogen. Halten Sie diese Position für einige Atemzüge, und wiederholen Sie den Vorgang dann mit dem anderen Bein. Wiederholen Sie diese Übung mehrmals hintereinander.

Wirkung

Die Bein- und Beckenbodenmuskulatur werden gestärkt und mit Lebensenergie durchflutet. Je kräftiger Ihre Muskulatur entwickelt ist, umso leichter kann fließende Bewegung als Liebesenergie aufsteigen. Diese Asana begünstigt ein natürliches Gefühl der Hingabe an das Leben und zu all dem, was zum Leben dazugehört. Auch wird die Funktion der Organe in der Bauchregion angeregt, vor allem im Bereich der »Liebesorgane«.

Anregendes Ganzkörpertraining: »Schulterbrücke«

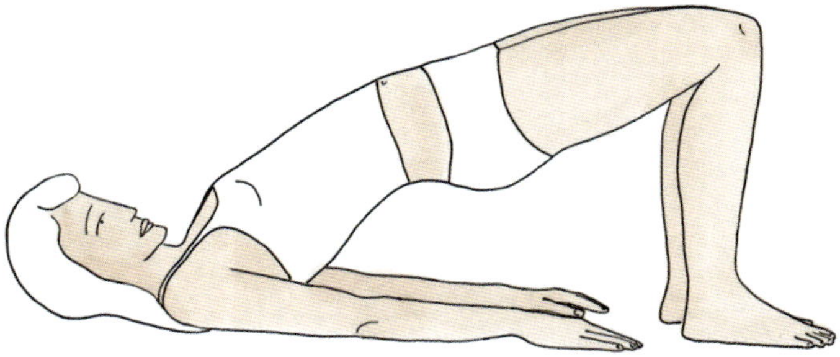

Legen Sie sich auf den Rücken, und stellen Sie Ihre Beine vor dem Gesäß auf, Ihre Arme liegen locker neben dem Körper, die Finger weisen in Richtung Fesseln. Atmen Sie tief ein, und beim Ausatmen heben Sie das Becken langsam an. Halten Sie nun diese Position für einige Atemzüge, und legen Sie dann das Becken langsam wieder ab. Wiederholen Sie die Übung mehrmals hintereinander, und legen Sie zuletzt die Beine wieder ab.

Wirkung

Diese Übung weckt Ihr Bewusstsein und Ihren Geist, so haben Sie einen geschärften Blick auf sich selbst. Ihre Beine, die Hüften und das Becken werden trainiert und gut durchblutet. Der Bereich der Lunge und des Herzens werden geöffnet und der Geist und die Nerven beruhigt. Somit ist diese Asana hervorragend geeignet, um den Alltagsstress hinter sich zu lassen. Sie kommen körperlich in Ihre Mitte und sind nun frei für liebevolle Begegnungen.

»Rückenschaukel«

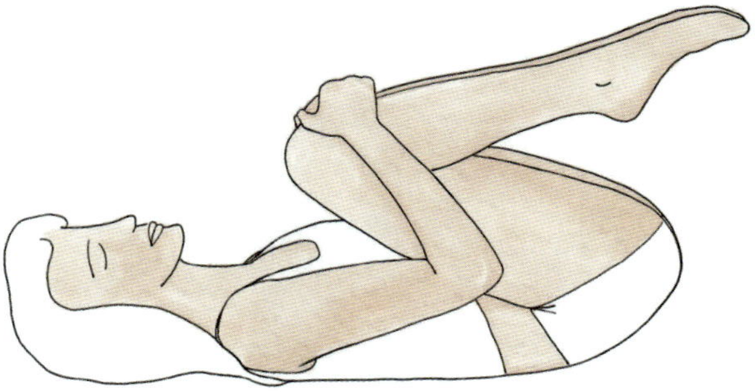

Legen Sie sich entspannt auf den Rücken, und ziehen Sie die Beine zum Körper heran. Umfassen Sie nun die Knie mit Ihren Händen, machen Sie den Rücken rund, und ziehen Sie das Kinn auf die Brust. Spannen Sie in dieser Position Ihre Beckenbodenmuskulatur an, und halten Sie die Spannung für mindestens fünf Sekunden aufrecht. Legen Sie anschließend den Kopf wieder ab, und entspannen Sie Ihre Muskulatur. Wiederholen Sie diese Übung weitere sechsmal. Kommen Sie nun mit geschlossenen Augen auf dem Rücken liegend einige Minuten zur Ruhe. Sie werden nun bewusst die Dehnung der Rückenmuskulatur wahrnehmen können.

Wirkung

Diese Übung stärkt neben der Beckenbodenmuskulatur auch Ihre Nacken- und Rückenmuskulatur. Durch das Zusammenrollen und den dadurch entstehenden eigenen Körperkontakt fördern Sie Ihre Selbstwahrnehmung und können so Stück für Stück auch Ihren eigenen lustvollen Bedürfnissen näherkommen.

Zum Intensivieren der Übung bringen Sie das Kinn in Richtung der Knie, heben Sie die Schultern leicht vom Boden ab, und schaukeln Sie dann vor und zurück.

»Wand drücken«

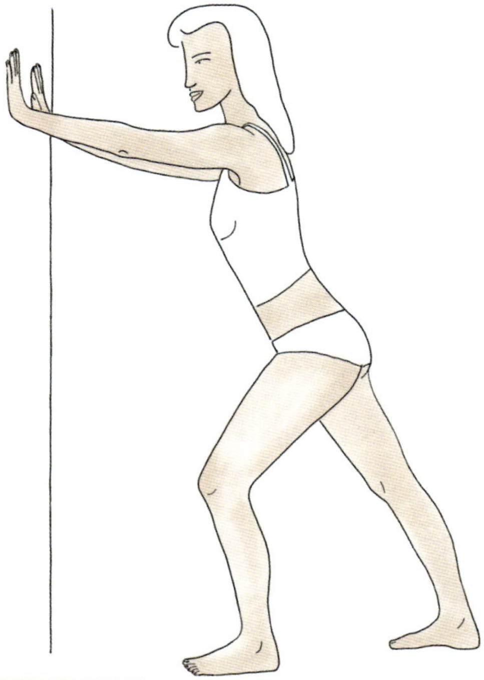

Legen Sie Ihre Hände in Schulterhöhe an eine Wand, und stellen Sie ein Bein vor das andere. Spannen Sie nun beim Ausatmen den Beckenboden an, und halten Sie die Spannung für mindestens fünf Atemzüge. Wiederholen Sie diese Übung sechsmal, indem Sie das andere Bein voranstellen.

Wirkung

Diese Übung ist sehr alltagstauglich, da sie sich fast überall ganz nebenbei einbauen lässt. Neben dem Beckenbodenbereich hat sie einen stärkenden Einfluss auf Ihre Arm- und Schultermuskulatur und sorgt zudem für eine aufrechte Körperhaltung. Ihre Ausstrahlung und Ihr Erscheinungsbild stehen in direkter Verbindung zu Ihrer Körperhaltung, somit üben Sie hier gleichzeitig Ihr sicheres Auftreten (und damit Ihr Selbstbewusstsein). Ihr äußeres Erscheinungsbild kann sich positiv auf Ihre Anziehungskraft in Sachen Liebe auswirken.

Aphrodisiaka – betörende Düfte liegen in der Luft

»Man muss sich riechen können« ist nicht nur ein Sprichwort, sondern eine tiefe innere Wahrheit. Menschen, die sich (im wahrsten Sinne des Wortes) nicht oder nicht mehr riechen können, gehen sich lieber aus dem Weg, anstatt sich liebevoll zu begegnen oder gar zu berühren. Die Umgebung kann noch so schön sein, wir meiden sie, wenn die Nase signalisiert: Hier riecht es unangenehm. Umgekehrt lädt ein wohlriechendes Ambiente zum Wohlfühlen geradezu ein.

Ganz offensichtlich spielt der Geruchssinn eine wichtige Rolle im Miteinander aller Lebewesen. Blüten werben mit ihren sinnlichen

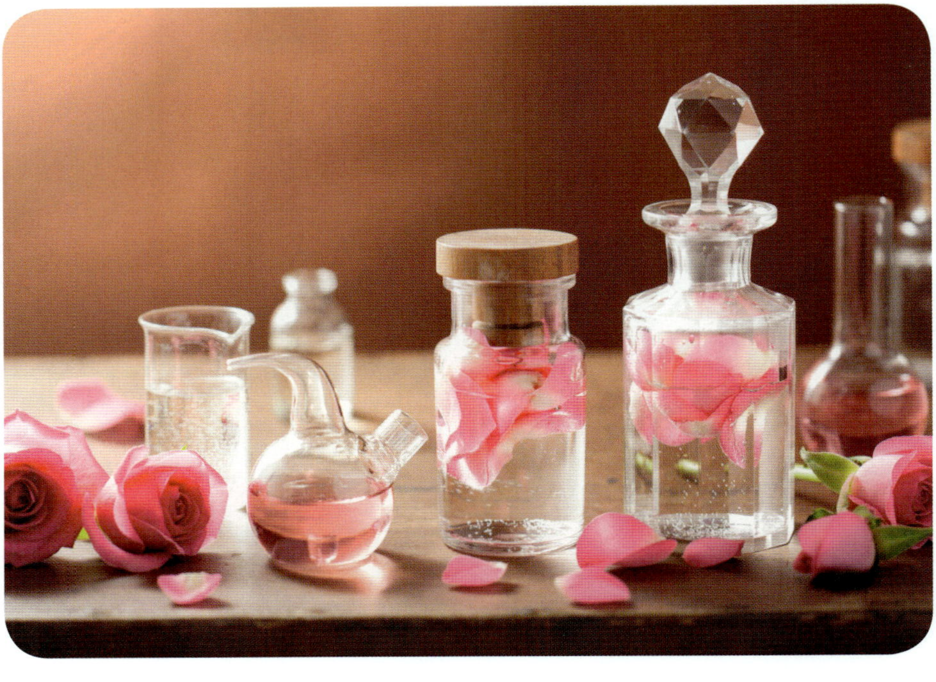

Wohlgerüchen um Bestäubung, im Tierreich finden sich die Partner über Duftmarken. Auch Menschen reagieren auf Düfte und lassen sich dadurch in ihrer Stimmung und ihren Handlungen beeinflussen. Über das Riechen machen wir sehr feine sinnliche Erfahrungen, besonders auch im zwischenmenschlichen Kontakt. Die Welt mit allen Sinnen zu erfahren, ist etwas sehr Schönes.

Wohlriechende Düfte werden seit Menschengedenken als Anreiz für die Liebe eingesetzt. Sie wecken das gegenseitige Interesse und sorgen für eine anziehende Wirkung, zudem steigert sich die Hormonausschüttung. Viele Pflanzen wirken auf den Geruchssinn erotisierend. Ihr Duft ist verführerisch, bezaubernd, liebreizend, von anziehend bis unwiderstehlich, also alles Attribute, die unser Liebesleben positiv beeinflussen können.

Bitte bedenken Sie, dass für die Düfte keine allgemeingültigen Aussagen getroffen werden können, da jeder Mensch eine individuelle Wahrnehmung und unterschiedliche persönliche Vorlieben (und Abneigungen) besitzt. Und doch können wir Ihnen Impulse geben, Ihren eigenen Duft zu finden, der Ihnen guttut und Ihre Libido anregt. Dabei wollen wir Ihnen zunächst Düfte vorschlagen, die im Raum versprüht werden können und direkt über unsere Nase ihre positive Wirkung entfalten. Diese Düfte können Sie nach Belieben mischen.

Stimmungsaufhellende Düfte

Amyris, Basilikum, Bergamotte, Lemongrass, Limette, Lorbeer (Stress/Überlastung), Mimose (Antriebsschwäche), Nelke, Orange, Zitrone

Aphrodisierende Düfte

Jasmin, Kardamom, Moschus, Patchouli, Rose, Sandelholz, Thymian, Ylang-Ylang

Massageöle

Für die liebevolle Berührung und für lustvolle Massagen bieten sich hochwertige Massageöle an, denn ihre ätherischen Bestandteile senden Impulse ungefiltert an das limbische System, welches Neurotransmitter und Hormone ausschüttet. So kann schon der Duft von ätherischen Ölen nicht nur unsere Lust steigern, sondern auch körperliche und emotionale Befindlichkeitsstörungen positiv beeinflussen. Hochwertige Massageöle entfalten zudem ihre pflegende und therapeutische Wirkung und verbessern die Durchblutung von Haut, Bindegewebe und Muskulatur. Lassen Sie hier Ihrer Kreativität freien Lauf.

Sie können also die Stimulierung sämtlicher Lustpunkte mit einem stimmigen Öl und einer liebevollen Massage zusätzlich intensivieren und den erotischen Genuss dadurch erhöhen. Natürlich gilt dies ebenso für sämtliche Energiepunkte, die Hotspots oder auch die Lusttore des Jin Shin Jyutsu.

Übrigens: Massageöle können Sie hervorragend nach Ihren eigenen Vorlieben selbst mischen. Verwenden Sie hierzu ein neutrales Basisöl (z. B. Mandel-, Oliven- oder Sesamöl), und mischen Sie Ihren gewünschten Duft als ätherisches Öl in sehr kleinen Mengen hinzu. Seien Sie kreativ und finden Sie *Ihren* Duft!

Erotisches Liebesöl

100 ml Mandelöl • 10 Tropfen Ylang-Ylang • 5 Tropfen Jasminöl

Wärmendes und durchblutungsförderndes Massageöl

100 ml Olivenöl • 5 Tropfen Sandelholzöl • 5 Tropfen Basilikumöl

Kraftvolles Massageöl

100 ml Sesamöl • 10 Tropfen Rosmarinöl • 5 Tropfen Thymianöl

Sinnliches Massageöl

100 ml Mandelöl • 15 Tropfen Rosenblütenöl

Raumbeduftung

Zur Beduftung des gewünschten Raumes stehen Ihnen verschiedene Möglichkeiten zur Verfügung. Sie können die Öle in eine Duftlampe oder einen Diffusor tropfen oder einige Tropfen auf die Bettwäsche träufeln. Die Raumgröße spielt bei der Dosierung eine große Rolle.

Für einen kleinen Raum (bis 20 m²) nimmt man 5 bis 7 Tropfen des gewünschten Öls. Eine ganz besondere Raumatmosphäre können Sie sehr einfach und schnell mit einem Raumspray erreichen. Verteilen Sie einige Sprühstöße in jede Zimmerecke und einige in die Raummitte.

Sanfte und entspannte Atmosphäre

100 ml Wasser
2 ml 90%-iger Alkohol
5 Tropfen Lavendelöl
3 Tropfen Orangenöl
2 Tropfen Ylang-Ylang
2 Tropfen Sandelholz

Stimulierende Atmosphäre

100 ml Wasser
2 ml 90%-iger Alkohol
5 Tropfen Rosenöl
3 Tropfen Muskatellersalbei
2 Tropfen Sandelholz
2 Tropfen Jasmin
3 Tropfen Ylang-Ylang

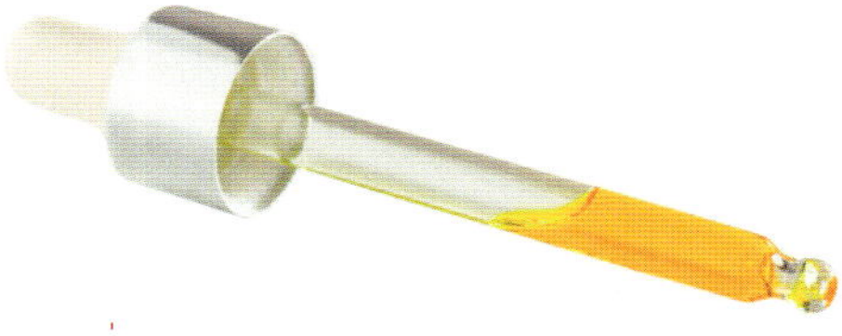

Vorgehensweise

Lösen Sie zunächst das ätherische Öl (oder mehrere Öle) in Alkohol, und verschütteln Sie die Lösung, bis eine homogene Flüssigkeit entsteht. Verdünnen Sie nun durch Zugabe von Wasser die Öl-Alkohol-Mischung, und verschütteln Sie sie erneut, um dann Ihr fertiges Hydrolat zu erhalten. Alles in eine leere Flasche mit Sprühkopf füllen und fertig ist das selbst hergestellte Raumspray. Vor jedem Gebrauch immer gut schütteln.

Erotisches Bad

Das Element Wasser verbindet uns direkt mit unserem seelischen Anteil. Wir Menschen bestehen zu einem überwiegenden Anteil aus Wasser, der Weg nach innen ist also einfach und fließend. Reichern wir dieses Element zusätzlich noch mit einem Schuss Lust und Liebe an, so können wir fühlen: Nichts ist so entspannend wie ein erotisches Bad!

Damit sich die Öle besser mit dem Wasser mischen, benötigen Sie als Emulgator zum Beispiel etwas Milch, Honig, Salz oder Kleie. Geben Sie davon 2 EL in die mit warmem Wasser gefüllte Badewanne, und fügen Sie 1 EL des gewünschten Liebesöls hinzu. Dies kann auch eine Liebesöl-Duftmischung (→ Seite 111) sein.

Hautpflege

Gepflegte, gut duftende Haut wirkt unglaublich anziehend und lädt zum Streicheln und Liebkosen ein. Alle erinnern sich gern an die Zeit des »Baby-Popos«, so weich und sanft, dass wir ihn einfach berühren müssen. Daran ändert sich (zum Glück) auch nichts, wenn wir älter werden, die Faszination von samtweicher Haut bleibt.

Körperöl

50 ml Mandelöl oder Jojobaöl
5 Tropfen Rose
3 Tropfen Sandelholz
3 Tropfen Geranium
2 Tropfen Jasmin

Tragen Sie das Öl nach dem Duschen auf die noch feuchte Haut auf!

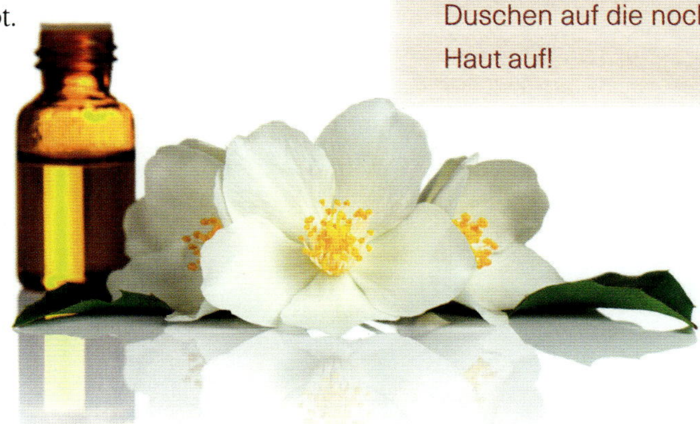

Wenn wir den »Führerschein« machen, müssen wir uns zunächst mit viel Theoretischem beschäftigen, was wir danach in die Praxis umsetzen. So gesehen, ist »Lustvoll lieben« ebenfalls die theoretische Blaupause für Ihre liebevolle praktische Anwendung und Umsetzung.
Je freier und unverkrampfter Sie sind, umso harmonischer und genussvoller wird sich ihre lustvolle Liebe entfalten können. Stellen Sie sich einfach vor, Sie lassen voller Vertrauen los. Sie dürfen genau so sein, wie Sie sind, ohne den Zwang zu haben, etwas tun zu »müssen«. Sie müssen weder hetzen, manipulieren noch Vorgaben erfüllen, im Gegenteil: Alles geschieht wie von selbst – und das ist gut so!

AUSKLANG

Der Orgasmus wird überbewertet

Verwenden Sie diesen Ratgeber bitte als Impulsgeber für Ihre eigenen und individuellen Erfahrungen. Wählen Sie aus den vielen Möglichkeiten diejenigen aus, die zu Ihnen und zu Ihrer Sinnlichkeit am besten passen. Gehen Sie dabei gern neugierig und mutig vor, probieren Sie Neues aus im Sinne des Sprichwortes:

»Es gibt nichts Gutes, außer man tut es!«
Erich Kästner

Unser individuelles (Liebes-)Glück kennt viele Namen und noch mehr Wege dorthin. Mit den Checklisten ab Seite 33 wollten wir Ihnen die Orientierung auf Ihrem individuellen Weg erleichtern, indem Sie eigene Vorlieben und Abneigungen erkennen und benennen können. Auf diese Weise lernen Sie sich Schritt für Schritt immer besser kennen, Neues kann und darf sich dann entwickeln. Gehen Sie dabei rücksichtsvoll und behutsam mit sich selbst um, das Ausdehnen Ihrer Gefühlswelt wird Sie dafür belohnen. Die fünfte Checkliste zu »Wunsch und Wirklichkeit« (→ Seite 38) befasst sich mit dem sexuellen Höhepunkt, dem Orgasmus. Wir haben Ihnen diese Gedankenimpulse zur Selbsteinschätzung gegeben:

- Erfüllendes Liebesglück ist mir wichtiger als ein Höhepunkt.
- Ohne Orgasmus fehlt mir etwas.
- Mein Motto lautet NICHT: »Mal mit, mal ohne«.

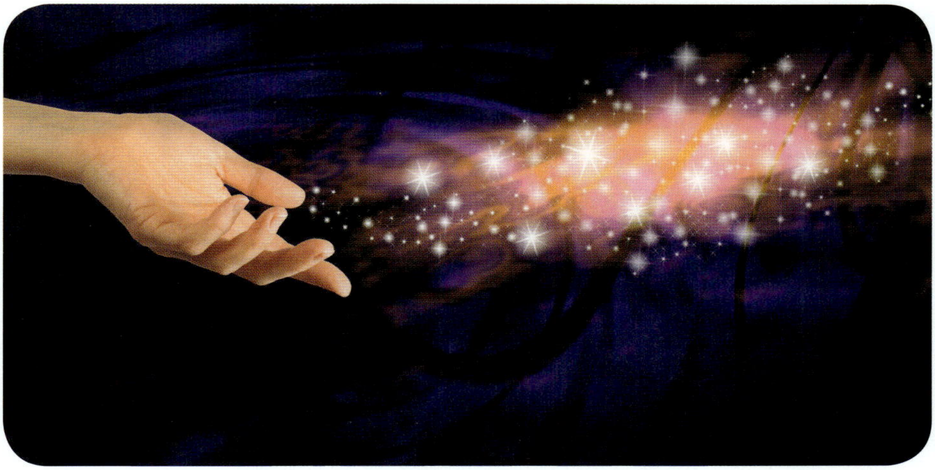

Lassen Sie uns hier diese Gedanken vertiefen und dabei zunächst auf die unterschiedlichen Sichtweisen in Ost und West blicken: In der traditionellen östlichen Sexuallehre geht es primär um eine Steigerung des Sich-Öffnens und Sich-Entfaltens von Mann und Frau, von Yin und Yang, von Nehmen und Empfangen des Nektars aus dem Zaubergarten der lustvollen Liebe. Der sexuelle Höhepunkt wird dabei im Gegensatz zum Westen nicht als Endziel angesehen, sondern als Ergebnis und Geschenk frei fließender erotischer Energien, die nach Entladung suchen.

Unsere westliche Welt dagegen ist eher zielgerichtet und ergebnisorientiert, sie »arbeitet« mit Vorgaben und orientiert sich im messbaren Output an Fakten, Fakten, Fakten. Diese Kriterien der Leistungsgesellschaft machen auch nicht Halt vor der Schlafzimmertür. Häufig wird Sex als Handlung mit festen Rollen, Positionen oder sogar Strategien betrachtet, in denen Gefühle eher eine sekundäre Rolle spielen. Hier ist nicht der »Weg das Ziel«, sondern entscheidend ist, dass das Ziel (= Orgasmus) erreicht wird. Lassen Sie dies zukünftig nicht mehr zu! Dabei stellt unsere Intimsphäre (im Innen) ein wertvolles Biotop dar, welches noch nicht dem stetig wachsenden Leistungsgedanken (im Außen) unterworfen ist oder sein sollte. Hier können wir Kraft schöpfen, hier können wir Respekt, Zuneigung, Zärtlichkeit und Liebe finden und wachsen lassen – Werte, die so oft im Außen fehlen oder unterdrückt werden.

Der Weg ist das Ziel

Nehmen Sie sich die Zeit, die Sie brauchen, um mit sich, Ihrem Partner und der Welt in einen liebevollen Einklang zu kommen. Erkennen Sie die vielen Lustpunkte Ihres Körperlandes als Stationen zu einem erfüllenden Liebesleben, reisen Sie auf dem Körper wie bei einer Urlaubsreise:

Stellen Sie sich einmal vor, Sie wollen mit Ihrem Wohnmobil in die Toskana reisen. Sie starten, ohne die Route exakt geplant zu haben. Sie wissen, Ihr Ziel liegt irgendwo in Italien. Unterwegs halten Sie an besonders malerischen Orten und Städtchen an. Sie nehmen sich Zeit und Muße für interessante Begegnungen mit Menschen und Kulturen. Am Ziel angelangt denken Sie immer noch erfüllt an die eigentliche Reise (»den Weg«) zurück, der geprägt wurde von unvergesslichen Eindrücken und Begegnungen. Sie erkennen und verstehen: »Der Weg ist das Ziel!«

Nun stellen Sie sich vor, Sie wären nachts um zwei Uhr losgefahren, um schnellstens Ihr weit entferntes Ziel in Italien, möglichst ohne Pause, zu erreichen. Irgendwann nach anstrengender und mühseliger Fahrt wären Sie ausgepowert an Ihrem Urlaubsort angelangt. Was für ein Unterschied, und: Was hätten Sie alles verpasst! Sie wären zwar um einiges schneller am Ziel angekommen, doch die unzähligen erlebnisreichen »Mosaiksteinchen« auf Ihrer Route hätten Sie niemals erleben können, da Sie nur auf Ihr Navigationsgerät, Ihre Armbanduhr und die Tankfüllung fixiert gewesen wären.

Ganz ähnlich verhält es sich mit unserer (westlichen) »Jagd« nach dem Orgasmus! Wir können zielorientiert die Körperpartien stimulieren, die uns schnell von A nach B tragen. Oder wir können jede einzelne Station und jeden einzelnen Lustpunkt genießen. Und vielleicht gefällt es uns »unterwegs« so gut und erfüllt uns vollkommen, dass wir verweilen möchten und nicht unserer ursprünglichen Planung hinterherhecheln.

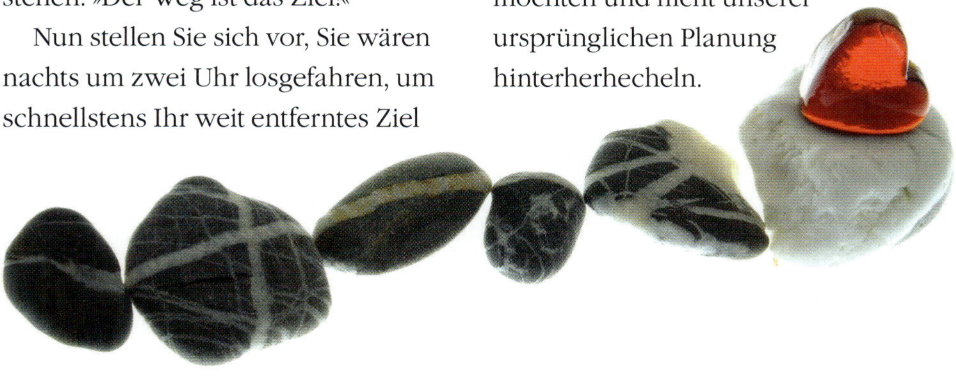

All you need is love

Wünschen Sie sich ein achtsames und liebevolles Miteinander, so kommen Sie nicht umhin, mit diesen Eigenschaften bei sich selbst zu beginnen. SIE sind sich selbst der wichtigste Mensch, und sollten Sie das noch nicht wahrnehmen, so lassen Sie es sich genau an dieser Stelle von uns liebevoll gesagt sein.

Sind Sie ausgeglichen und im Frieden mit sich selbst, so strahlen Sie dieses auch nach außen. Und nun kann sich das Resonanzprinzip entfalten: Damit ist gemeint, dass sich Gleiches und Gleiches anzieht. Glückliche ziehen Glückliche an, Erfolgreiche ziehen Erfolgreiche an, und Liebevolle umgeben sich mit Liebevollen. Die Energie und die Schwingung, der wir begegnen möchten, sollten wir in erster Linie selbst ausstrahlen. So setzen wir die primären Bausteine für ein befreites und glückseliges Leben wie von selbst.

Dieser Weg zu uns selbst, zu unserer eigenen Mitte, erscheint uns, den Autoren dieses Buches, als der wichtigste, hat er doch eine elementare Bedeutung auf unser eigenes Leben in Bezug auf Wohlbefinden und Glückseligkeit. Aus dieser Sichtweise und inneren Einstellung heraus haben wir sämtliche Übungen und Lustpunkte so beschrieben, dass Sie diese ganz leicht und spielerisch bei sich selbst ausprobieren und anwenden können.

Wie gefällt Ihnen folgende Idee? Beginnen Sie mit einer Verabredung höchstpersönlich mit sich selbst, und genießen Sie das komplette Programm, tragen Sie sich selbst auf Händen und betten Sie sich auf Rosen.

Klingt das noch fremd und ungewohnt für Sie? Oder steigt in Ihnen bereits ein Gefühl der inneren Freude auf? Gefällt Ihnen der Gedanke, sich Zeit für sich selbst zu nehmen, ohne dies als Egoismus zu werten? Sind Sie es sich wert, diesen Weg (nach innen) zu beschreiten?

Nehmen Sie sich die Zeit, diese Fragen für sich allein zu beantworten. Wir versprechen Ihnen, es lohnt sich! Nach und nach werden Sie erkennen, dass die wichtigste Beziehung im Leben die Beziehung zu Ihnen selbst ist.

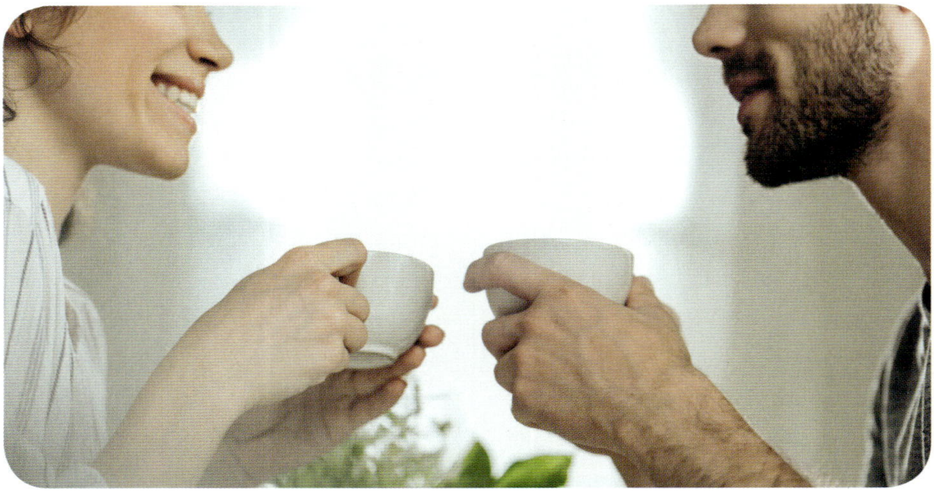

»Seien Sie Ihr bester Freund!«

So wie Sie in schweren Zeiten für Ihre Freunde da sind, sie bestmöglich unterstützen und sie durch deren Lebensphase begleiten, ohne sie zu kritisieren, so dürfen Sie auch mit sich selbst verständnisvoll umgehen.

»Schenken Sie sich Zeit!«

In unserer schnellen Gesellschaft wird das Gut »Zeit« immer wertvoller. Alles andere erscheint uns wichtiger als wir selbst, und so bleibt am Ende des Tages immer weniger Freiraum für uns übrig. Fangen Sie ganz spielerisch an, täglich 15 Minuten für sich selbst »abzuzweigen«, vielleicht setzen Sie sich einfach auf die Couch und trinken eine Tasse Tee.

»Loben Sie sich selbst!«

Wann haben Sie sich das letzte Mal selbst auf die Schulter geklopft? Oder machen Sie dies nur bei anderen Personen und vergessen sich selbst dabei? Haben Sie sich schon einmal die Frage gestellt: »Wie mache ich mich zu einem liebenswerten Menschen?« Wann haben Sie sich das letzte Mal gesagt: »Heute gefalle ich mir!« oder auch: »Heute bin ich vollkommen zufrieden mit mir selbst!«

Wenn Sie unsere Tipps liebevoll umsetzen, beschäftigen Sie sich auf positive Weise täglich mit sich selbst und stärken zugleich Ihr Selbstbewusstsein. Sie werden viele wunderbare Dinge an sich entdecken. Bei jedem Setzling können wir sehr schön beobachten, wie er unter liebevoller

Hege und Pflege zu einer prächtigen Pflanze heranwächst. Nichts anderes geschieht übrigens bei uns Menschen, wenn Selbstliebe und Liebe im Spiel ist. Sie werden staunen, wie viel Schönes und Unerwartetes aus Ihnen erwachsen darf.

Das folgende Zitat hat Charlie Chaplin an seinem 70. Geburtstag (16. April 1959) geschrieben. Es stellt für uns einen grandiosen Abschluss unserer eigenen Gedanken- und Gefühlswelt zu »Lustvoll lieben« dar.

Als ich mich wirklich selbst zu lieben begann,
konnte ich erkennen, dass emotionaler Schmerz und Leid nur Warnung für mich sind, gegen meine eigene Wahrheit zu leben. Heute weiß ich, das nennt man »Authentisch-Sein«.

Als ich mich wirklich selbst zu lieben begann,
habe ich verstanden, wie sehr es jemanden beschämt, ihm meine Wünsche aufzuzwingen, obwohl ich wusste, dass weder die Zeit reif noch der Mensch dazu bereit war, auch wenn ich selbst dieser Mensch war. Heute weiß ich, das nennt man »Selbstachtung«.

Als ich mich wirklich selbst zu lieben begann,
habe ich aufgehört, mich nach einem anderen Leben zu sehnen, und konnte sehen, dass alles um mich herum eine Aufforderung zum Wachsen war. Heute weiß ich, das nennt man »Reife«.

Als ich mich wirklich selbst zu lieben begann,
habe ich verstanden, dass ich immer und bei jeder Gelegenheit, zur richtigen Zeit am richtigen Ort bin und dass alles, was geschieht, richtig ist – von da konnte ich ruhig sein. Heute weiß ich, das nennt sich »Vertrauen«.

Als ich mich wirklich selbst zu lieben begann,
habe ich aufgehört, mich meiner freien Zeit zu berauben, und ich habe aufgehört, weiter grandiose Projekte für die Zukunft zu entwerfen. Heute mache ich nur das, was mir Spaß und Freude bereitet, was ich liebe und mein Herz zum Lachen bringt, auf meine eigene Art und Weise und in meinem Tempo. Heute weiß ich, das nennt man »Ehrlichkeit«.

Als ich mich wirklich selbst zu lieben begann,
habe ich mich von allem befreit, was nicht gesund für mich war, von Speisen, Menschen, Dingen, Situationen und von allem, das mich immer wieder hinunterzog, weg von mir selbst. Anfangs nannte ich das »gesunden Egoismus«, aber heute weiß ich, das ist »Selbstliebe«.

Als ich mich wirklich selbst zu lieben begann,
habe ich aufgehört, immer recht haben zu wollen, so habe ich mich weniger geirrt. Heute habe ich erkannt, das nennt man »Einfach-Sein«.

Als ich mich wirklich selbst zu lieben begann,
da erkannte ich, dass mich mein Denken armselig und krank machen kann, als ich jedoch meine Herzenskräfte anforderte, bekam der Verstand einen wichtigen Partner, diese Verbindung nenne ich heute »Herzensweisheit«.

Wir brauchen uns nicht weiter vor Auseinandersetzungen, Konflikten und Problemen mit uns selbst und anderen fürchten, denn sogar Sterne knallen manchmal aufeinander, und es entstehen neue Welten.
Heute weiß ich, das ist das Leben!

Charlie Chaplin

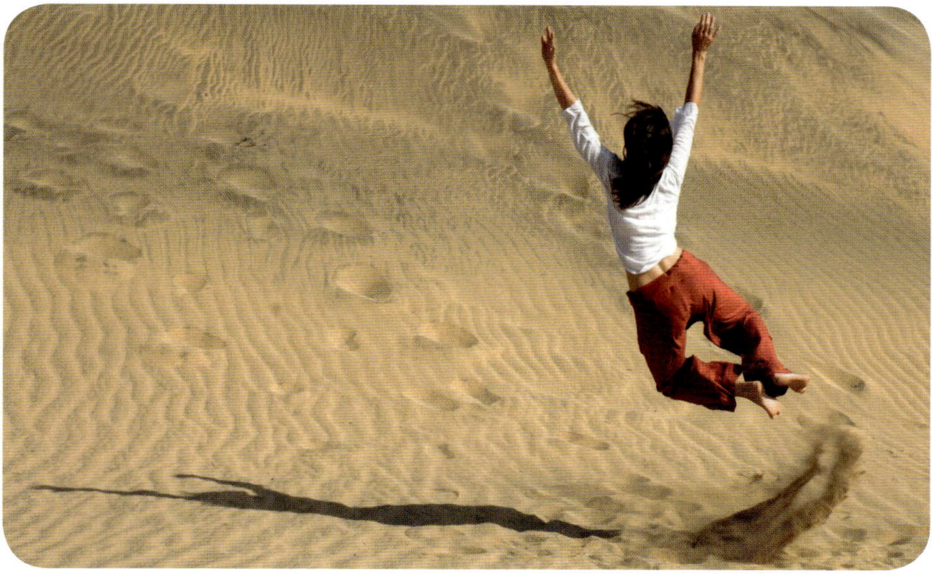

Danksagung

Unser Dank gilt zuallererst diesen wundervollen Möglichkeiten, die uns die Schöpfung in allen Bereichen dieses Lebens schenkt. Welchen Stellenwert dabei die »Liebe« spielt, ist uns allen mehr oder weniger bewusst. Beim Schreiben dieses Buches ist uns noch deutlicher geworden, dass wir auch in diesem Bereich positiven Einfluss auf unser Wohlbefinden und unser Glück nehmen können.

Die von uns dargestellten Methoden und Lustpunkte sind unsere Auswahl für einen gelungenen Einstieg und mögen Sie anregen, neugierig selbst aktiv zu sein. Denn so individuell wie ein jeder von uns ist, so verschieden sind auch die Möglichkeiten, Vorlieben und Fantasien.

Danken wollen wir Pierre Franckh und dem KOHA Verlag für die Erlaubnis, diesen Buchtitel wählen zu dürfen.

Bedanken wollen wir uns weiterhin bei Frau Dr. med. Patricia Nischwitz (Co-Autorin der Bücher: »Die kosmische Hausapotheke«, »Gesund durch Schwingung« und »Stimmgabeltherapie«, erschienen ebenfalls im Mankau Verlag) dafür, dass sie uns ihr medizinisches Hintergrundwissen zur Verfügung stellte, und dem Mankau Verlag für die liebevolle und schöne Umsetzung dieses Buches, hierbei vor allem der Lektorin Diana Napolitano und der Grafikerin Lydia Kühn für die brillante Ausgestaltung.

Literaturverzeichnis

Cousto, Hans: *Die kosmische Oktave – Der Weg zum universellen Einklang.* Synthesis Verlag 1984

Cousto, Hans/Künne, Thomas: *Heilsame Frequenzen – Wie kosmische Schwingungen unser Wohlbefinden fördern.* Mankau Verlag 2016

Dahlke, Ruediger: *Krankheit als Symbol – Handbuch der Psychosomatik und integralen Medizin. Symptome, Be-Deutung, Einlösung.* C. Bertelsmann Verlag (22. Auflage) 1996

Focks, Claudia/Hosbach, Ingolf: *Atlas Akupunktur.* Urban & Fischer Verlag (2. Auflage) 2005

Franckh, Pierre: *Lustvoll lieben – 7 Regeln für erfüllten Sex.* Koha Verlag 2016

Gach, Michael Reed: *Akupressur für Liebende. Sexuelle Massagetechniken für ein erfülltes Liebesleben.* Droemer Knaur 1997

Hempen, Carl-Hermann: *dtv-Atlas Akupunktur.* dtv Verlagsgesellschaft (13. Auflage) 1999

Hobert, Ingfried: *Körperbewusstsein und Zellintelligenz – Mit der Kraft der Zellen zu mehr Gesundheit und Lebensfreude.* Crotona Verlag 2011

Künne, Thomas: *Heilen mit kosmischen Farben. Stimmige Farbanwendungen für Gesundheit und Wohlbefinden.* Mankau Verlag 2017

Künne, Thomas/Nischwitz, Patricia Dr. med.: *Stimmgabel-Set – Die Kosmische Hausapotheke für Alltagsbeschwerden von A bis Z. Akupunkturpunkte sanft und wirkungsvoll einschwingen.* Mankau Verlag (3. Auflage) 2015

Künne, Thomas/Nischwitz, Patricia Dr. med.: *Stimmgabeltherapie – Heilsames Wissen und praktische Anwendungen.* Mankau Verlag 2015

Künne, Thomas/Schubert, Inge: *Die heilende Kraft der Planetenschwingungen – Theorie und Praxis der Phonophorese.* Mankau Verlag (3. Auflage) 2015

Lipton, Bruce H.: *Intelligente Zellen – Wie Erfahrungen unsere Gene steuern.* Koha Verlag 2016

Lipton, Bruce H./Bhaerman, Steve: *Spontane Evolution – Wege zum neuen Menschen.* Koha Verlag 2009

Sherwood, Keith: *Im Bett mit Shiva. Eros, Sex und Transzendenz – vom Vorspiel bis zum Nachglühen.* Kösel Verlag 2012

Wagner, Franz Dr.: *Akupressur – Heilung auf den Punkt gebracht.* Gräfe und Unzer Verlag 2017

Warnke, Ulrich: *Gehirn-Magie – Der Zauber unserer Gefühlswelt.* Scorpio Verlag 2014

Register

Bücher, die den Horizont erweitern

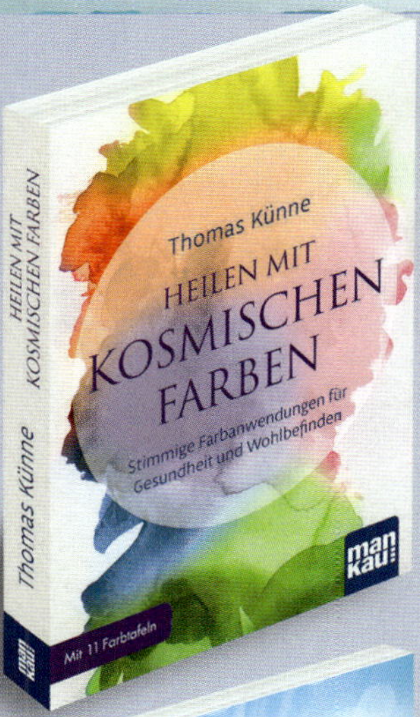

Thomas Künne

HEILEN MIT KOSMISCHEN FARBEN

Stimmige Farbanwendungen für Gesundheit und Wohlbefinden.
Mit 11 Farbtafeln

20,– € (D) / 20,60 € (A), ISBN 978-3-86374-352-9
Klappenbroschur, mit 11 Farbkarten, durchgehend farbig, 159 Seiten

„Dieses Buch ist ein Arbeitsbuch mit Handlungsanweisungen zur Selbsterkenntnis und zur Förderung des inneren Gleichgewichts. Alle hierfür notwendigen Schritte werden systematisch Schritt für Schritt in leicht verständlicher Sprache beschrieben und erläutert.“ Hans Cousto, Harmoniker, Musikwissenschaftler, Entdecker der „Kosmischen Oktave“

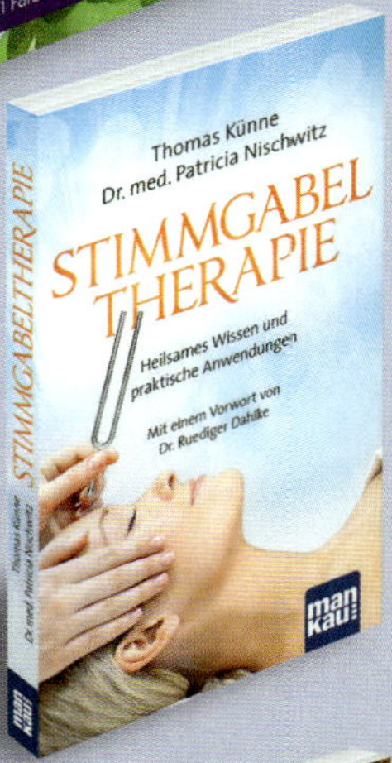

Thomas Künne / Dr. med. Patricia Nischwitz

STIMMGABELTHERAPIE

Heilsames Wissen und praktische Anwendungen.
Mit einem Vorwort von Dr. Ruediger Dahlke

9,95 € (D) / 10,30 € (A), ISBN 978-3-86374-249-2
Taschenbuch, 214 Seiten

„Gemäß dem Prinzip ‚Alles ist Schwingung' stellt dieses Buch einen neuen Ansatz der Schwingungsmedizin fundiert und praktisch vor. (…) Dank einer übersichtlichen Darstellung von Meridianen und Meridianpunkten ist jeder Leser sofort in der Lage, den richtigen Energiepunkt passend zu seinen individuellen Beschwerden zu finden. Ein weiteres Highlight ist die Darstellung der Meridianlinien für unsere wichtigsten Haustiere Katze, Hund und Pferd. (…) Das Buch ist äußerst umfangreich und gleichzeitig komprimiert angelegt und dabei übersichtlich gestaltet. Für nur 9,95 € erhält man universelles Wissen zum Schnäppchenpreis. Ein ‚Must-have' für jede Hausapotheke!“ prisma Franken

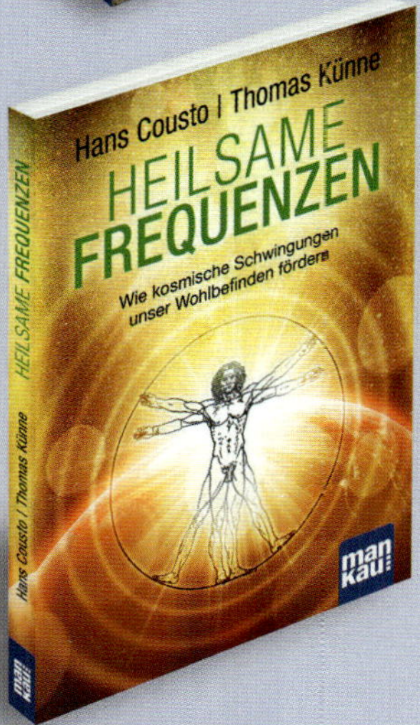

Hans Cousto / Thomas Künne

HEILSAME FREQUENZEN

Wie kosmische Schwingungen unser Wohlbefinden fördern

20,– € (D) / 20,60 € (A), ISBN 978-3-86374-246-1
Klappenbroschur, durchgehend farbig, 256 Seiten

„(…) Das Buch ist sehr schön gestaltet und auch die etwas schwierigeren physikalischen Abschnitte mit viel Bildmaterial und zusammenfassenden Kernsätzen übersichtlich arrangiert und vor allem: verständlich geschrieben! Dies ist auch eines der Hauptmerkmale von Hans Coustos Vorträgen: Obwohl es um komplexe Zusammenhänge geht, diese bildhaft und einfach erklären zu können, so dass selbst ‚Physikmuffel' hier Interesse bekommen. Ein tolles Buch nicht nur für Menschen, die (noch nicht) auf dem Weg zum kosmischen Menschen sind, zur Inspiration und Wissenserweiterung oder als Nachschlagewerk sehr geeignet.“ www.artandheal.com

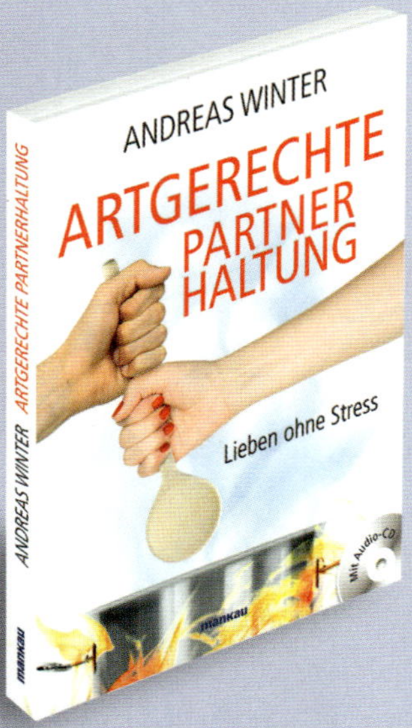

Andreas Winter

ARTGERECHTE PARTNERHALTUNG

Lieben ohne Stress. Mit Audio-CD

16,95 € (D) / 17,50 € (A), ISBN 978-3-86374-136-5
Broschur, 213 Seiten

Eine kriselnde Liebesbeziehung kann nicht nur unglücklich, sondern sogar krank machen. Die Harmoniebedürftigkeit des Menschen ist so ausgeprägt, dass wir unter ständigen Spannungen und Missverständnissen gesundheitlich leiden und zerbrechen können. Der häufigste Beziehungskiller ist nicht etwa eine unüberwindliche kulturelle, ideologische oder religiöse Kluft, sondern oftmals bloße Unkenntnis über den geliebten Menschen an unserer Seite. Falsche Erwartungen, nie geklärte Missverständnisse und pure Unwissenheit stutzen den Schmetterlingen im Bauch schneller die Flügel, als das Geschirr an die Wand krachen kann.

Doch Hilfe naht: Dieser tiefenpsychologische Ratgeber klärt Sie über das unbekannte Wesen in Ihrem Haus und Bett auf und hilft Ihnen, den Partner besser zu verstehen – oftmals besser als seine eigenen Eltern.

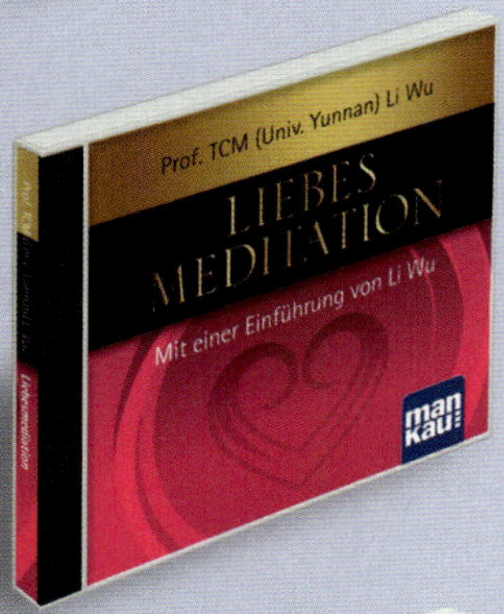

Prof. TCM (Univ. Yunnan) Li Wu

LIEBESMEDITATION (Audio-CD)

Mit einer Einführung von Li Wu

UVP 12,95 € (D/A), ISBN 978-3-86374-188-4
1 Audio-CD, Gesamtlaufzeit ca. 45 Minuten

Die CD Liebesmeditation von Prof. TCM Univ. Yunnan Li Wu hilft uns, zu unserer Mitte zu finden. Sie stärkt die Kraft, seelisch, geistig oder spirituell miteinander zu verschmelzen und dabei dem Objekt der Liebe die Freiheit zu lassen, es nicht zu vereinnahmen oder in Besitz zu nehmen – es nur zu lieben. Wir werden innerlich frei und können wieder selbstbewusst und aktiv über unser Leben und unsere Beziehungen entscheiden.

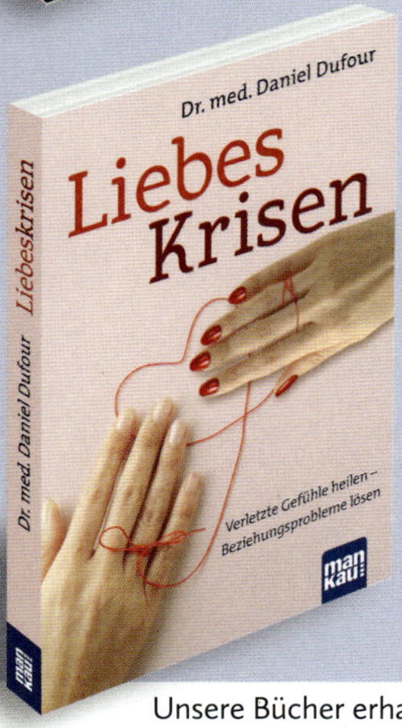

Dr. med. Daniel Dufour

LIEBESKRISEN

Verletzte Gefühle heilen – Beziehungsprobleme lösen

14,95 € (D) / 15,40 € (A), ISBN 978-3-86374-221-8
Broschur, 190 Seiten

Angst vor dem Alleinsein oder vor der Bindung, seelische und sexuelle Abhängigkeit, rasende Eifersucht oder unterdrückte Emotionen – für manche Menschen sind Beziehungsprobleme oder gar das Scheitern ihrer Partnerschaft geradezu vorherbestimmt. Grund dafür sind unbewusste Gefühlsverletzungen aus der Kindheit, die von der Erfahrung des Verlassenwerdens herrühren.

Das Buch des Schweizer Arztes und Autors Daniel Dufour zeigt einmal mehr, wie wichtig es ist, die seit der Kindheit unterdrückten, übermächtigen Emotionen zum Ausdruck zu bringen, wenn man sich und andere wirklich lieben will. Mit anschaulichen Fallbeispielen aus seiner langjährigen Forschungs- und Praxisarbeit behandelt es alle Facetten des Gefühlsaufruhrs, die Liebe und Partnerschaft beeinträchtigen.

Unsere Bücher erhalten Sie bei Ihrem Buchhändler!
Besuchen Sie auch unsere Internetseite mit Bestellmöglichkeit, Internetforum, Leseproben, Veranstaltungstipps und Newsletter: **www.mankau-verlag.de**

man kau